mecklenburger buchverlag

Marthe Wahl

IM SEIN DA BIN ICH WIR

Die Aussätzigen

Teil I - Die Aussätzigen

Vorwort 11

Vorab 15

Die Aussätzigen 19

Hedi 27

Die Ungerechtigkeit im Gesetz der Opferentschädigung 28

Körperliche Wohngemeinschaft 34

Die Treppe 41

Nina 43

Schwarze Erde 45

Jan 46

Multiple Persönlichkeit 48

Zeitverlust 49

Zeit ist Liebe 50

Sharon 52

Katharina 53

Im Wald 57

Sucht 59

Mit dem Perlencode gegen die Macht der Täter 60

Teil II - Die Aussätzigen

Nur ein Blatt	63
Körperlichkeit	68
Verbrechen am Kind Astrid	69
Das kalte Loch	72
Wahrheit und Traurigkeit	75
Lori	78
Bea – eine Außenfreundin	79
Die Angst der Innenfreunde	80
Wo ist das kleine Mädchen?	82
Frieden	83
Das Licht in der Nacht	84
Das Boulevard-Café	85
Die andere Ärztin – eine Außenfreundin	86
Michi	87
Der Apfel fällt nicht weit vom Stamm	89
Sozialistisches Recht	90
Beweise	91
Auf und Ab	93
Und immer wieder die Nacht	95
Der längere Hebel	96

Teil III - Perlenkinder

Es war dunkel und kalt	99
Freunde – ein Wort mit Verständnis	101
Der tote Vogel	102
Ständige Veränderung der Körperlichkeit	103
Kälte bedeutet Re-Traumatisierung	104
Nora	105
Gefühle	106
Die Natur ist nicht schuld	107
Die Verdrängungsphase	108
Farben	111
Die Krankheitsbilder	112
Extremsituationen	114
Sie war noch ein Kind	115
Kelly	117
Leben erfordert Disziplin	118
Der Wald	119
Die Großmutter	120
Sie wollte eine Freundin	122
Die Akteneinsicht	123
Der schwarze Rabe	124
Hunger und Durst	125
Verjährung	126
Das Kleid	128
Angemessene Entschädigung	129
Im Sein da bin ich Wir	132

Teil IV - Wir allein.

Sharon	137
Madlie - das Schattenkind	138
Tom	139
Maria	140
Christoph	141
Hedi	142
Trisch	143
Sascha	144
Johanna	145
Nina	146
Luca	148
Jan	149
Johannes	150
An die Leser	157

Vorwort

Als Ärztin lernt man viele Menschen kennen und ist zuweilen beeindruckt von Krankheits- und Lebensgeschichten und dem Umgang mit ihnen.

Mir ist es als Hausärztin so ergangen, als ich eine Patientin kennenlernte, die, um zu überleben, nach schweren Kindheitstraumata, nach schwerstem Missbrauch in der Kindheit, eine multiple Persönlichkeit wurde.

Ja, es beeindruckte mich und ich wollte mehr erfahren. Die Informationen bekam ich aber nicht nur von der Patientin – obwohl von ihr ganz sicher am ehrlichsten und wahrhaftigsten, wie mir jetzt bewusst ist – sie kamen aus Gesprächen mit Kollegen, mit Mitarbeitern der Praxis und von Ämtern. Es fielen Sätze wie: „Die schon wieder – sie nervt." – „Die möchte ich am liebsten von hinten sehen, aus der Tür hinaus!", oder schlimmer noch: „Ob das wohl alles so stimmt, was sie erzählt. Sie war ein Kind, vielleicht mit viel Fantasie.", oder: „Sie ist so anstrengend, weil sie alles gleich und sofort will, weil sie fordert und immer ihr Recht will!" Dabei will sie doch einfach nur ihr Recht auf Opferentschädigung – aber auf solche Sätze folgen Zweifel, Zweifel, die geschürt wurden, durch Gespräche über sie, nicht mit ihr!

Und solche Gespräche beeinflussen den Umgang mit Patienten wie mit ihr, beeinflussen das Arzt-Patienten-Verhältnis.
Irgendwann empfindet man solche Patienten beziehungsweise Patientinnen als anstrengend und schwierig, weil sie selten in die Therapie einwilligen, die man ihnen vorschlägt, weil sie Termine nicht einhalten. Es kann passieren, dass bei jedem Besuch in der Praxis eine andere Persönlichkeit vor einem sitzt, ja vielleicht sogar ein Kind. Untersuchungen sind schwie-

rig, weil die Patientin / die Betroffene sich entkleiden muss, wie zum Beispiel für ein EKG oder einen Ultraschall, dies aber aufgrund ihrer Vergangenheit, aus Scham oder Angst, nicht kann. Blutabnehmen geht nicht ohne Weiteres, da dies mit Schmerzen verbunden ist und schlimmste Erinnerungen weckt. Alles muss man ihr ruhig und ausführlich erklären... Nein, der Umgang ist nicht einfach und so passieren Fehler, Missverständnisse und Ausgrenzungen, wie auch mir diese Fehler passiert sind. Im Umgang mit Betroffenen, im Umgang mit Opfern sexueller Gewalt, im Umgang mit einer multiplen Persönlichkeit – und so passieren diese Fehler vielen anderen Menschen, Menschen, die es eigentlich wissen müssten – Mitarbeiter in Ämtern, in Gerichten, in Arztpraxen und Krankenhäusern und im Alltag.

Aber warum passieren Fehler? Weil wir nichts wissen wollen von dem Trauma, weil diese Vergangenheit schwer zu ertragen ist, weil sie nicht reinpasst in unsere erfolgreiche, wohlhabende Gesellschaft, weil sie an unsere Gewissen rührt – es berührt. Männer, die davon erfahren, fühlen sich teilweise angeklagt, weil sie Männer sind, wie der Täter.
Und was passiert dem Betroffenen / der Betroffenen – er / sie wird im günstigsten Fall schief angeschaut, im schlechtesten Fall an den Rand der Gesellschaft gedrängt. Er / sie wird ausgegrenzt, er / sie wird Aussätziger, wird erneut Opfer – Opfer der eigenen schweren Vergangenheit, Opfer der verlorenen Kindheit.

Durch die Begegnung mit dieser beeindruckenden Patientin ist mir als Hausärztin bewusst geworden, wie wichtig Aufklärung ist, über das Thema sexuelle Gewalt an Kindern, über das Thema multiple Persönlichkeit – Aufklärung in allen Schichten der Gesellschaft – bei Ärzten und Kinderärzten, bei Psychotherapeuten, an Schulen und Kindergärten, bei Lehrern und Erziehern und bei den Mitarbeitern in Ämtern. Bei allen Menschen, die es wissen wollen und sollten.

Und geschult werden sollte auch der behutsame und sensible Umgang mit Betroffenen, mit Opfern sexueller Gewalt, mit multiplen Persönlichkeiten – damit sie Mitmenschen werden und bleiben, und keine Aussätzigen!

Lassen Sie mich dieses Vorwort mit einem Zitat der Autorin des Buches „Multiple Persönlichkeiten" – Frau Michaela Huber beenden: „Mögen multiple Persönlichkeiten mit Behutsamkeit behandelt werden, wie es ihrem bewundernswert kreativem Überleben gebührt."

Und mit einem aufrichtigen und großen Dank an die Autorin des folgenden Buches, für ihren mutigen Kampf um Aufklärung und Gerechtigkeit als Betroffene, als multiple Persönlichkeit und als wertvolles Mitglied unserer Gesellschaft und als meine Freundin, welche sie geworden ist.

Neubrandenburg, den 14.06.2014

Silke Völker

Vorab

Ich, Marthe Wahl, bin eine multiple Persönlichkeit. Das heißt, ich bin ein Wir. Man könnte auch sagen, in mir wohnen viele Innenfreunde. Von fremden Menschen werden sie Innenpersonen genannt. Einige Menschen verwechseln das mit Schizophrenie. Das entspricht nicht der Wahrheit, denn ein schizophrener Mensch fühlt sich von fremden Mächten bedroht. Bei mir ist das nicht so.

Im Körper eines Menschen befinden sich viele Nervenbahnen. Nur selten kann er davon viele nutzen. In einer Extremsituation, z. B. wenn ein Kind grausame Gewalt erlebt und den Schmerz nicht mehr aushält, dann kann es passieren, dass das Kind sich auf eine andere Nervenbahn flüchtet, ohne selbst etwas davon zu bemerken. Es gibt sich einfach weiter, damit es am Leben bleibt. Ungefähr, wie bei einem Staffellauf. Der Unterschied bei einem Lauf ist nur die Absicht, das Ziel zu erreichen.

Alle meine Innenfreunde sind Ich… nur in dem Alter, in dem ich war, als mir Gewalt angetan wurde. Darüber gibt es ein Gutachten, welches besagt, dass es so ist.

Ich habe das vorliegende Buch mit Abstand zu mir geschrieben, weil es sonst nicht funktioniert hätte. Auch den schwierigen Kampf um eine Opferentschädigung versuchte ich, zu beschreiben. Es gibt wirklich Menschen, Betroffene wie ich, die sich seit zehn Jahren um so eine Entschädigung bemühen. Ich brauchte fünf Jahre, obwohl Beweise vorhanden waren.

Schaut nicht weg! Bitte.
Denn das macht uns zu Aussätzigen!!

Danke!

Marthe Wahl

ERSTER TEIL

Die Aussätzigen

Die Aussätzigen

Die ist doch verrückt, die ist anders. Ob die auch gefährlich ist? Das sind Worte, die sie kennt. Raus will sie, raus aus der Opferrolle, raus aus den Fängen des Vaters. Viele hat er aus seinem Kind gemacht, Viele. Das Stück Normale sieht man nicht, jedenfalls glaubt sie das. Das warme Gefühl nimmt man ihr nicht ab. Sie hat Gewalt erlebt, immer an der Grenze zum Übergang in das tote Land. Oft ist es schon da, dieses tote Land in ihrer Körperlichkeit. Immer dann, wenn der Vergleich mit seiner Latte gemessen wird.

Die Aussätzigen sind sie dann, die Aussätzigen.

Sie geht zum Platz der Erinnerungen, wo sie ihre Mutter erkannte, erkannte wie und wer sie wirklich war. Beim Anblick und beim Erkennen musste sie würgen, bis sie erbrach. Die erste schlimme Erinnerung ergoss sich auf dem Asphalt. Es ist eine Baumerinnerung, die nicht nur ihr gehört. Sie sah sich am Baum mit Scherenbeinen, die sich öffneten und wieder schlossen… auf… zu… auf… zu. Sie sah sich aushalten, sie sah ihn, und wenn die Scherenbeine sich öffneten, steckte er was in sie hinein. Sie konnte dies alles erkennen. Alles. Kurz darauf starb ihre Mutter an einem Muttertag. Sie starb an diesem Tag, weil sie genau das nicht sein konnte: *Mutter.*

Ihre Erinnerungen hörten damit nicht auf. Sie verglich jede Erinnerung mit einem Faustschlag ins Gesicht. An Faustschlägen kann man sterben, man kann sterben daran. In der Öffentlichkeit ist sie als angebliches Phänomen interessant, bis die Neugier der anderen gestillt ist. Wenn es schwierig wird, verblasst das Phänomen und geht im Mea Culpa - Dasein in der Menge - baden. Sie kämpft verbissen und stirbt nicht, jedenfalls noch nicht. Sie rückt sich näher, so nah. Diese Nähe verliert sie auf dem Schimmel vom Amt. Entschädigt wollte sie werden, entschädigt für das Wegschauen, für den Schmerz, der körperlich nie verschwindet, nie. Sie gibt ihn ab, den Antrag mit ihrer Forderung, so Schwarz auf Weiß. Er kam ja ins Gefängnis für das, was er ihr antat, denkt sie und dieses Schwarz auf Weiß ist nur eine Form für Zahlen, die am Ende stehen bleiben. Zu diesem Zeitpunkt vertraut sie, warum auch immer das so war.

Behörden lügen nicht, nein, Behörden lügen nicht.

Sie sitzt ganz ruhig. Der Pförtner fragt nach dem Grund ihres Kommens.
„Ich wurde vergewaltigt", sagt sie laut.
Dieser Satz reicht, um den Mann im Pförtnerhaus zum Schweigen zu bringen.
„Lange her", sagt die Polizei und spricht von Verjährung.
„Ja, lange her, wie gestern", behauptet sie.

Die Nachricht vom Amt erschütterte ihre Seele. Akten verschwunden, hieß es dort. Verschwunden? Wie kann das sein, wenn ihr Vater doch noch immer wegen Vergewaltigung und Unzucht an Minderjährigen – wie es später hieß – in einer forensischen Klinik sitzt. Sie bestand auf diese Anzeige, für die ihr Vater schon bestraft wurde.

Eilig fingerte sie nach dem Umschlag, bekam ihn nicht so schnell auf, wie sie es wissen möchte. Die Staatsanwaltschaft schreibt, dass ihr Vater wegen Vollrausches und Unzucht mit Schutzbefohlenen schon bestraft wurde. Sie wusste das, denn die Schutzbefohlene war sie selbst. Wie konnte die Staatsanwaltschaft das wissen, wenn doch die Akten verschwunden sind? Von nun an wandelt sich ihr Vertrauen in Sorge, in Mutlosigkeit, in zerstörte Hoffnung. Hier wird der Täter mehr geschützt als das Opfer und nun muss sie kämpfen, verbissen kämpfen. Eine Wahl hat sie nicht.

Die Aussätzigen sind sie dann, die Aussätzigen.

Illekuk, ein Innenfreund schreibt: *„Ich habe das Vertrauen in die Menschen verloren. Viele sind dumm. Ich vielleicht auch. Die großen Politiker haben doch schon damals nicht auf die Kinder aufgepasst. Dafür gehören sie bestraft. Ich strafe nicht. Ich will Gerechtigkeit. Ist schon zu viel Wollen. Bin traurig. Illekuk"*

Multiple Persönlichkeit, wie das klingt, aber immer noch besser als dissoziative Störung. Ja, sie hat Leid erfahren, aber gestört fühlt sie sich nicht. Eher wie ein anderes Leben, geboren aus der Not heraus. Nichts Besonderes, nur anders. Persönlichkeiten, auch so ein Wort. Diese Persönlichkeiten retteten ihr das Leben. Es sind ihre Innenfreunde, so sagt sie. Innenfreunde, geboren auf einer anderen Nervenbahn in ihrem Körper. Die Bedeutung dessen wiegt schwer, denn alle Innenfreunde sind sie selbst. Sie selbst gebar sie zu einem Zeitpunkt des Nichtaushaltens. Der körperliche Schmerz ließ sie instinktiv so handeln. Lange Zeit hatte sie den Schmerz verdrängt. Erinnerungen kommen dann, wenn Körper und Seele bereit sind. Das muss an diesem Tag, als sie ihre Mutter sah, so gewesen sein. Neue Nervenbahnen bedeuten auch, dass jeder Innenfreund anders ist, mit anderen Interessen und Neigungen. Jeder hat seine eigene Handschrift. Aus diesem Grund musste sie schon oft ihre Unterschrift bei Institutionen wiederholen.

Hart arbeiten muss sie an der Tatsache, mit vielen Innenfreunden zu leben. Nicht immer fühlen sich Innenfreunde in ihrem Körper sicher.

Innenfreundin **Silly** schreibt: *„Ich bin eine Suchende. Hier möchte ich finden. Antworten finden ist schwer. Ich bin geboren, habe gerettet. Was soll ich hier? Viele haben Aufgaben. Alles hat seinen Sinn. Jeder hat seine Richtung. Ich störe. Silly"*

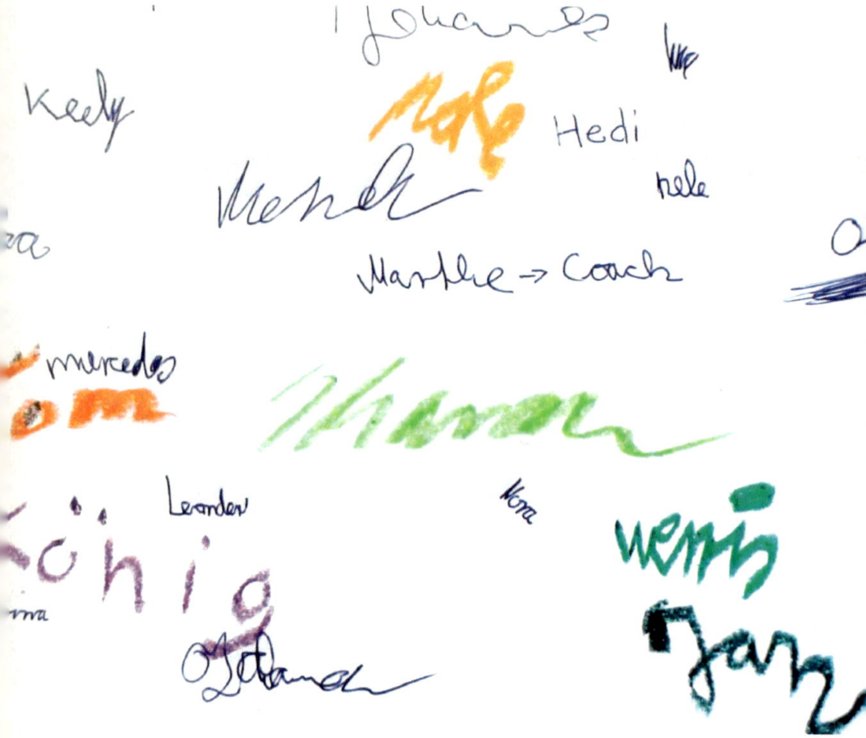

INNENFREUNDE

Nun konnte sie wenigstens beweisen, dass er ihr Böses tat. Ihre damalige Lehrerin bezeugte dies in der Gerichtsverhandlung. Lehrer und Menschen aus der Kirche oder der Kneipenwirt – alle wussten, was ihr geschah. Sie hätte nicht so viele werden müssen, das ist beweisbar. Nochmals blickt sie auf ihre Akte und erinnert sich an den ersten Gutachter. Ganze zwanzig Minuten und sein Fließbandgutachten ein Papierkorbstatus. Er hat sie in zwanzig Minuten nicht begutachten können. Doch, was sie viel später erfuhr, zu diesem Zeitpunkt war die Ablehnung vom Amt schon ein ganzes Jahr vor dem ersten Gutachtertermin beschlossene Sache, Amtssache.

Die Aussätzigen sind sie dann, die Aussätzigen.

Oft kann sie ihr Leben nicht so in die Hände nehmen wie sie es gerne möchte. In einen Zug steigen ist ihr nicht möglich.
An der Bahnsteigkante steht dann **Johanna.** Johanna kann fahren, organisieren und hilft auch, wenn es um Zahlen geht. Sie kann Zahlen nicht erkennen als das, was sie sind: ganz einfach Zahlen. Sie gibt den Zahlen Buchstaben. Die Eins hat den Buchstaben „A“ und so weiter. So ist es ihr möglich, wenigstens etwas zu verstehen. In der Schule lernte sie so das „Einmaleins“, ohne zu wissen, dass sie eine multiple Persönlichkeit ist. Alles geschah immer irgendwie getrennt voneinander, jedenfalls hatte es den Anschein. Wer kannte damals schon multiple Persönlichkeiten? Manchmal bekam sie das Getuschel der anderen Menschen zu spüren, hinter ihrem Rücken, genau da.

Die Aussätzigen sind sie dann, die Aussätzigen.

Oft stand sie staunend am Bücherregal und wusste nicht wirklich, warum so manches Buch doppelt oder gar in noch größerer Anzahl vorhanden war. Sie glaubte, vergesslich zu sein. Lange Zeit litt sie unter Zeitverlust und hielt es für Träumerei. So hatte sie immer einen Grund für das Anderssein.

Es kam auch vor, dass Freunde sagten: „Gestern hast du das ganz anders erzählt!" Doch sie wusste nicht, was sie gestern erzählt hatte. Sie hatte nichts gesagt, nicht *sie*. Irgendwann hörte sie auf, den Ärzten zu berichten was sie fühlte. Ihr Fühlen bedeutete Tabletten und Tropfen jeglicher Art. Kein Arzt machte sich die Mühe, das zu hinterfragen. Jeder schrieb vom anderen Arzt ab. Der Hippokratische Eid verlor für sie an Bedeutung. Vielleicht war das keine böse Absicht. Und sie wussten nicht was sie tun. Dennoch stahlen ihr diese Ärzte Jahre an Leben, Jahre des Lernens.

Erstmalig bekam sie die Diagnose „*Multiple Persönlichkeit*" als sie zusammenbrach. Jetzt hatten ihre Vergesslichkeit und das Träumen einen Namen, von dem sie noch nicht viel wusste. »Multi heißt viel.« – *Viele* – sie ist Viele. Sie horchte in sich hinein. Wer und wo sind die anderen? Sind es viele und wenn ja, wie viele? Das Wort „Viel" bekam einen besonderen Stellenwert.

Ihre Innenfreundin Cindy meinte, dass der Worterfinder mit dem eigenen Wort nichts anfangen konnte. So beginnt das Träumen, wenn ihre Gedanken liebevoll zu Cindy schweifen. Es ist wie ein Überschwappen ihrer Seelen. In ihren Kopfgedanken konnten sie sogar miteinander träumen. Cindy hatte das Gefühl, ständig in den Spiegel schauen zu müssen. Spiegelsehnsucht, die Sucht sich zu sehen und zu finden.

Noch einmal sah sie in den Spiegel, sie fand sich nicht. Mit schweren Beinen erreichte sie die Küchentür. Ihr Einarmglas stand nicht am gewohnten Platz. Die Tasse dort gehörte ihr nicht. Durstig schlich sie davon, nahm den Schlüssel vom Tisch, drehte ihn hastig im Schloss und rannte in den naheliegenden Wald. Erschöpft ging sie zu Boden. Was sie tun sollte und wollte wusste sie nicht. Nichts wusste sie, gar nichts. Ihre Augen machten sich selbstständig und verlangten nach Ruhe.

Sie glitt in einen unruhigen Traum mit den Spiegelaugen im Kopf. Die Sonne war schon untergegangen, als sie erwachte. Spiegelsehnsucht überkam sie. Die Tür stand offen. Eilig fingerte sie nach ihrem Einarmglas, goss sich ein, blickte dabei in ihr Spiegelbild… Cindy.

Da steht in der voreiligen Ablehnung, dass ihre Beschwerden nach einem halben Jahr gänzlich fort waren. Sie traute ihren Augen nicht. Wie konnte man das wissen, wo kein Arzt sie zu diesem Zeitpunkt sah…? ***„Ist abzulehnen“*** steht da so Schwarz auf Weiß. Mit ihrer Verzweiflung konnte sie nur bei guten Freunden bleiben. Sie wusste, dass diese Entscheidung eine Lüge war, denn nie sprach sie von ihrem Mann zu den Behörden. Diese Entscheidung wurde ein Jahr vor dem ersten Gutachtertermin gefällt und kein Arzt hatte sie bis dahin untersucht. Noch immer hält sie diese Lüge nicht aus.

Behörden lügen nicht, nein, Behörden lügen nicht.

Was geschah und geschieht hier auf ihrem Rücken? Und was macht die Politik mit ihrem Rücken? Auch ihr Anwalt sah diese Fehler und gab ihr Recht. Danach wurde sie zu schwierig – für ihn zu schwierig. Sie ist unbequem, ja, das ist sie.

Die Aussätzigen sind sie dann, die Aussätzigen.

Für alle Menschen, die einen Antrag nach dem Opferentschädigungsgesetz stellen müssen, schrieb sie folgendes Rezept:

Das Drei Gänge Menü

Man nehme für den ***ersten Gang*** *die Zutaten nach eigenem Rezept. Dabei sollte man unbedingt darauf achten, dass man keine Zutat vergisst. Bei der Arbeit nicht hektisch werden, denn der erste Gang braucht etwas Zeit zum Gehen. Hat sich der erste Gang dann endlich gesetzt, serviere ihn. Wenn der erste Gang nicht schmeckt, so liegt das nicht an dir, sondern an den Verdauungsproblemen der Probierenden. Gib ihnen etwas Zeit.*

Beim ***zweiten Gang*** *hast du schon Übung und weißt, dass du alle Zutaten reichen musst. Der zweite Gang braucht keine Zeit zum Gehen und muss sich darum auch nicht setzen. Serviere ihn heiß. Du darfst nichts verschütten. Brandblasen wären die Folge.*

Der Lohn deiner Arbeit ist der ***dritte Gang****, der wird dir serviert. Falls es aber nicht dazu kommt, musst du den ersten und zweiten Gang noch einmal kochen. Du solltest dich beeilen, sonst kommst du nicht mehr in den Genuss des dritten Ganges.*

Hedi

Hedi, eine Innenfreundin schreibt: „*Ich heiße Hedi und allein der Versuch es zu wagen, muss scheitern, wenn man behauptet uns zu kennen. »Aha, du bist eine multiple Persönlichkeit, ich kannte mal eine.« Das soll heißen, es ist mir nicht neu... ich weiß, wer du bist und wie du tickst. Anschauungsmaterial, Sonderling, Verrückte, was haben wir nicht schon alles gehört. Ist das nicht* ***Schizophrenie****? Schizophren ist allein der Gedanke, wenn man behauptet uns zu kennen. Ich bin die sanfte Hedi, von der man nicht gewohnt ist, dass sie auch laut werden kann. Und das mit der Liebe... ich kann euch sagen... nun stellt euch mal vor, wenn sich jeder von uns verliebt, auf seiner eigenen Nervenbahn, in unserem einzigen Körper – so wie es unser Coach beschrieb – und jeder selbstständig agiert, nur zu unterschiedlichen Zeiten. Das dann verbunden mit den eigenen Schmerzen, der eigenen Trauer und der eigenen Lust auf das Leben. So hat unser Coach Schmerzen in den Beinen und ich in den Armen.*

Ich liebe es, in einen Apfel zu beißen und ***Michi*** *versucht das seit Jahren. Unser Coach verliert sehr oft den Geschmack und ich mag prickelndes Brausepulver auf der Zunge. Ja, und die Liebe... Entscheidungen, Entscheidungen, Entscheidungen... jeden Tag und immer schön im Sinne für die Liebe... na, wenn das nichts ist... ehrlich, manche Menschen können mich mal. Hedi*“

Die Ungerechtigkeit im Gesetz der Opferentschädigung

Sie schreibt das Gedicht:

Zerbrochenes Glas

Ich erbreche das Glas in den Ecken
Und pfeif auf den Wind.
Auf Messer's Schneide
Spring ich doch glatt
über sieben Brücken
Ob ich dich liebe, ja, ja, ja
Wie hoch?
So hoch
Wie tief?
Nicht tief genug.

Sie will und kann die Ungerechtigkeit im Gesetz der Opferentschädigung nicht hinnehmen. Sie geht nicht nur einmal an die Öffentlichkeit. Sie will Veränderungen. Briefe an sie sagen aus, dass Menschen oft noch länger kämpfen als sie selbst. Zehn Jahre und mehr, das ist so unglaublich lange und versetzt die Menschen erneut in eine Re-Traumatisierung. Sie muss es wissen.

Die Aussätzigen sind sie dann, die Aussätzigen.

Sie sieht sich sitzen und unruhig warten… morgen soll die Gerichtsverhandlung sein. Morgen wird über ihr Leid entschieden, in prozentualen Zahlen, so wie es die zweite Gutachterin vorgeschlagen hat. Ein Gutachten, das dann noch einmal von einem Amtsarzt bewertet wurde. Diesen Arzt findet sie anmaßend, denn sie kennt ihn nicht. Er hat sie noch nie gesehen. „Stümperhaft…“, so die Worte ihres Anwalts. Eine nochmalige Bewertung und Wertung ihrer Persönlichkeit. In ihren versunkenen Gedanken, nicht ohne Wut, schrillt das Telefon. Ihr Anwalt ist am Apparat. Meint, sie solle jetzt ganz ruhig bleiben und sich setzen. Denn was er ihr zu sagen hat, ist nicht ohne, nicht ohne Bitterkeit. Er sagt es mit seinen Worten, mit seinen Worten am Telefon. Das Versorgungsamt bietet ihr einen Tag vor der Gerichtsverhandlung einen außergerichtlichen Vergleich an. Das Problem dabei ist der Zeitfaktor, denn sie muss sich gleich entscheiden, morgen soll ja die Verhandlung sein. Alle Akten über ihren Vater lagen im Gerichtsarchiv. Vom Versorgungsamt hätte ein Anruf zum zuständigen Mitarbeiter gereicht, und so viel wäre ihr erspart geblieben.

Behörden lügen nicht, nein Behörden lügen nicht.

Sie bittet ihren Anwalt um Rat, aber der meint, so was hat es noch nie gegeben… einen Tag vor der Verhandlung… sie muss sich ganz allein entscheiden. Das Versorgungsamt brauchte Jahre. Sie hat nur eine Stunde. Sie will, dass es vorbei ist, dass alles vorbei ist. Im Vorfeld schickte ein anderer unbekannter Arzt eine Hausmitteilung an den zuständigen Richter. Auf wessen Rücken sind Sparmaßnahmen beschlossene Sache? Hier wurde ihre Kindheit der Politik geopfert. Dieses Kind wurde getötet, vom Vater und von der Politik. Heute ist sie als Betroffene von sexualisierter Gewalt unbequem.

Die Aussätzigen sind sie dann, die Aussätzigen.

Später schrieb sie über sich und andere Betroffene von vergehenden Blüten und deren Stolz: „Vergehen, verblüht – ich mag sie auch so, denn wenn ich nur nach Schönheit mein Urteil setze, dann werden sie wohl verlieren. Einem Vergleich hielten sie nicht stand. Warum sollte das Vergehen auch auf einen

Vergleich aus sein? Das schadet dem unermesslichen Leid der einzelnen Blüte. Doch sie vergeht ja nicht allein – so viele Blüten teilen mit ihr… Im nächsten Jahr beginnt dann alles wieder. Den Stolz der Blüten kann doch keiner brechen… schon gar nicht mit einem hinkenden Vergleich."
In dieser so schweren Zeit des Kämpfens für sich und ihre Innenfreunde wurde sie mehr und mehr krank. Ihre Panik nahm wieder zu. Sie war re-traumatisiert und litt an einer komplexen posttraumatischen Belastungsstörung. Die Gutachterin sprach und schrieb davon. Ein anderer Arzt bescheinigt ihr diese zusätzliche Diagnose. Vom Amt wurde das nicht berücksichtigt.

Die Aussätzigen sind sie dann, die Aussätzigen.

Innenfreunde bekamen das zu spüren und der Innenfreund **Leuchtjunge** schrieb: *„Die eine Flasche ist rot und die andere Flasche ist blau. Unser Coach sagt, rot ist für den Notfall und blau für Zwischendrin. Ich möchte die Flasche für den Notfall. Ob ein Sprühstoß reicht, die eigene Luft zu erneuern? Dann würde ich doch Luft klauen. Ist Luftklauen Diebstahl? Wer bestraft mich dann? Selbst wenn man vorhat mich zu bestrafen, muss ich mich nicht fürchten. Die Gerichte sind überlastet, und bis ich dann dran bin, geht entweder dem Gericht die Luft aus oder mir. Leuchtjunge"*

Als Kind wollte sie sterben. Immer wollte sie das, aber Sterben ist gar nicht so leicht, das weiß sie heute, das weiß sie. Als Kind aufhängen… ganz einfach… sie band sich ein Tuch um den Hals, zog es enger als sonst. Einfach sterben wollte sie. Sie legte sich ins Bett, in der Hoffnung am Morgen tot zu sein. Aber Sterben ist gar nicht so leicht. Sterben ist gar nicht so leicht, denkt sie heute noch so manches Mal. Ihr fehlte der Mut, diese Tage aus der Kindheit, die toten Tage – wie sie von Innenfreunden genannt werden – wahr zu machen. ***Dreihundertsiebenundsiebzig sind wir,*** ruft sie manchmal in den Raum, so, als wolle sie sich vergewissern, dass auch alle da sind. Sie hat nur die gezählt, die sich ihr vorstellten. Das war nur mit Vertrauen möglich. Vertrauen, das man gegenüber einem Lebensretter einfach hat. Das der Innenfreunde musste sie sich hart erarbeiten und sie denkt an die ***»FEN-ZEIT«*** zurück. 'FEN' entstand aus ihrer sehr einfachen geheimen Sprache. 'FEN' war das Wort für Schlafen und Schlafen hatte die Bedeutung vom Endgültigen, vom Tod. Wer 'FEN' sagte – und sei es nur ganz leise – der wollte tot sein, ganz einfach tot sein. Danach verlor diese Endgültigkeit den Schrecken und kehrte nur noch hin und wieder zurück. Immer dann, wenn nichts mehr ging, wenn ihre Körperlichkeit versagte oder wenn sie wieder einmal um ein kleines Stück Papier mit den Behörden kämpfen musste.

Die Aussätzigen sind sie dann, die Aussätzigen.

Menschen, die sie in ihre Nähe lässt, sind Außenmenschen oder Außenfreunde. Schnell sortiert sich diese Benennung. Frühestens mit der ersten Switch-Erfahrung, aber spätestens mit dem Drama des Erlebten. Aushalten kann ja keiner, denkt sie, und muss ja auch nicht. Aushalten ist immer nur für sich im körperlichen System möglich. Das macht ganz viel unmöglich und lässt sie die Ausgrenzung spüren. Sie geht durch die Straßen, sieht einen Sandkasten und macht Platz in sich für ein Kind, das darin spielen möchte. Die Außenmenschen können das Kind nicht sehen und schon ist sie der Sonderling, die Verrückte, ohne dass sie vom Geschehen viel mitbekommen hat.

Die Aussätzigen sind sie dann, die Aussätzigen.

Nur durch vertrauliche Innenkommunikation erfährt sie das dann. Sie erinnert sich an den ersten Kontakt mit ihren Innenfreunden. Wie durch einen Schleier schaut sie auf ein gemaltes Bild, das sich auf dem Tisch breitmacht. Schwarze Berge auf weißem Papier und rote Punkte erschrecken sie. Sie entfernt das Papier und ihre heile Welt ist, bis zum nächsten Blatt Papier, eine scheinbar heile Welt. Irgendwann malt auch sie ein Bild, eins mit Fragen nach dem »Warum?« Es hat Ähnlichkeit mit den schwarzen Bergen und den roten Punkten. Die Farbe Rot macht Angst. Sie weiß, dass es nicht die Farbe ist die so schmerzlich an ihrer Seele rührt und gar den Körper in Schmerzzustände versetzt. Doch das Rot macht das Erinnern möglich, aber sie will das nicht, nicht bei jeder Gelegenheit. Im Frühjahr kaufte sie Tomatenpflanzen und beobachtete sie. Dieses runde Grün wechselte in Orange und dann in ein tiefes Rot. *Geschafft*, die Farbe ist es nicht. Rot ist wieder schön, sagt sie. Irgendwann bekommt sie Antworten auf ihre Bilder. Die Antworten sind neue Bilder, mal grausam anzusehen, dann wieder mit großen Buchstaben. Oft sind es Bilder von ihr, denn sie kann sich erkennen. Erkennen, wie sie auf einer Wiese liegt und auf ihn wartet, so wie er es ihr aufgetragen hat. „Wenn ich komme", sagt er, „will ich sehen, dass du wartest." Und er kann sehen wie sie wartet. Wenn er geht, scheint es, als hätten sich diese roten Punkte vom weißen Blatt gelöst. Glänzend tropfen sie von diesem Grün.

Im Antrag der Opferentschädigung stehen Fragen wie z.B. „Benennen sie Zeugen und schreiben sie auf, wo diese wohnen." Oft denkt sie über die Menschen nach, die solche Fragen sorglos entwerfen. Sie war ein Kind voller Angst. Wie konnte sie da jetzt wissen, wo die Zeugen wohnen? Wie kann überhaupt ein erwachsener Mensch, dem als Kind Gewalt angetan wurde, das heute noch wissen?

Die Aussätzigen sind sie dann, die Aussätzigen.

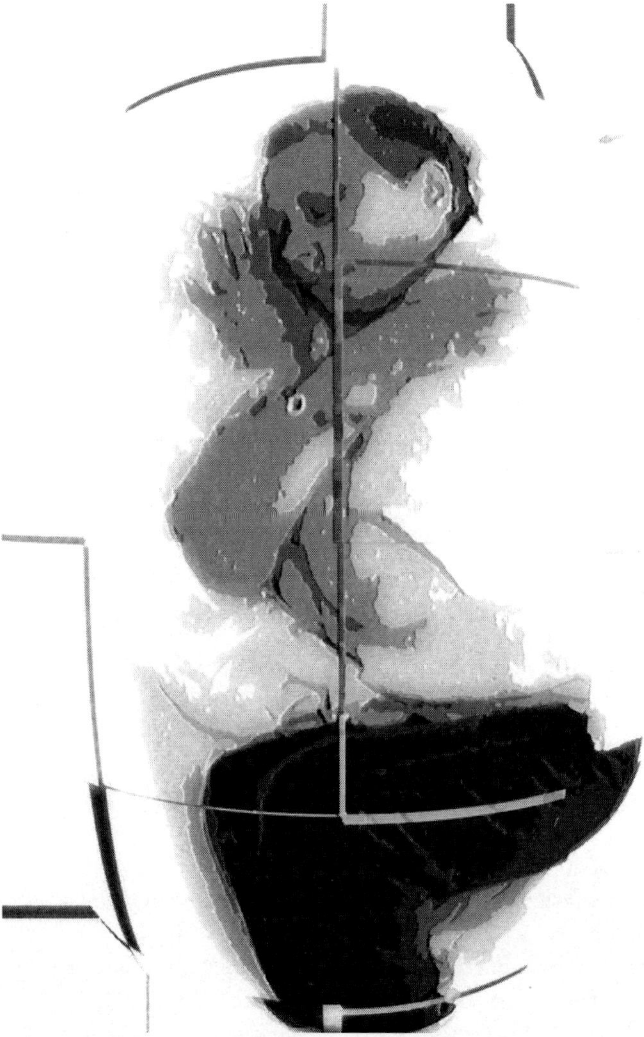

Körperliche Wohngemeinschaft

Irgendwann traf sie die Entscheidung ihre Haare ganz kurz zu schneiden. So konnte sie sich wenigstens als Teil dessen erkennen, was sie wirklich war. Keiner ihrer Innenfreunde konnte daran etwas ändern. **Nele** wollte Zöpfe, **Tom** kurze Haare wie sie und **Jan** wollte gleich zwei Farben auf dem Kopf, **Katharina** möchte einen ausrasierten Fisch an der linken Seite. Sie hatte richtig entschieden. Sie konnte sich noch gut an die Situation erinnern, als Tom bei einem Therapeuten Angst bekam. Und nun stand sie da mit Toms Frisur, damals noch nach hinten gekämmt und sie wäre am liebsten im Erdboden versunken.

In einer der ersten Therapiestunden sagte der Therapeut: „Hier findet keine Gewalt statt, hier wird nicht geschlagen." Sie war es doch die Gewalt erlebte, sie wurde geschlagen! Sie wollte das nicht tun und sagte es auch. Der Therapeut meinte dann, er hätte sich sehr unglücklich ausgedrückt. Bei jedem Besuch, egal wer sich auf den Weg machte, stand eine gläserne Karaffe mit Wasser auf dem Tisch. Nie goss der Therapeut das Glas voll. Immer musste sie, oder wer auch immer, das tun. Selten kam die Sprache auf die erlebte Gewalt. Oft ging es einfach nur um Literatur oder um Ansichten, die man in dieser Welt haben kann. Sie war nicht wirklich neugierig auf seine Welt, dennoch las sie das Buch von Schoppenhauer, zu dem er ihr riet.

In diesem Buch ging es um das Verhalten eines Therapeuten zu einem sexsüchtigen Patienten. Es langweilte sie und sie las es von links oben nach rechts unten. Das ging schneller.
Der Therapeut dieses Patienten wollte wissen, ob er ihm jemals half. Das erwiderte der Patient mit einer Gegenfrage: „Was können sie auf meinen Grabstein schreiben?" Der Therapeut reagierte mit dem Satz: „Er wollte immer…"

Sie gab ihrem Therapeuten das Buch mit der Frage zurück, was er auf ihren Grabstein schreiben würde. Mit seiner nach außen gekehrten, nur scheinbar coolen Art, musterte er sie bis er antwortete: „Sie war alles." Sie nahm die Karaffe und goss und goss… und ward nicht mehr gesehen.

Die nächste Therapeutin fragte, ob sie auch Umarmungen braucht. Sie brauchte diese so sehr. Aber keine bezahlten Umarmungen. Nie wieder unternahm sie den Versuch eines Therapieprogramms. Oder besser gesagt, sie fühlte sich sicherer in einer Autotherapie.

Immer wieder machte sie die Erfahrung, dass die Menschen Angst vor ihr hatten, Angst vor Täterpersönlichkeiten. Sie wusste, dass es multiple Persönlichkeiten mit Täterpersönlichkeiten gibt. Genau das war der Inhalt ihrer Autotherapie. Immer wieder sprach sie darüber, dass der Mensch sich auf die Stufe des Täters begibt, wenn er Rache übt. Keiner ihrer Innenfreunde wollte so sein wie er. Doch irgendwo musste ihre Wut auf den Täter hin. So entstanden viele Bilder in ihrer körperlichen Wohngemeinschaft. Sie malten Bilder auf denen der Täter in einer Wüste wandert und überall auf dem Boden wuchsen Kakteen. Auf jeden Stachel musste er treten, so wie sie selbst auf verteilten Rasierklingen. Wenn ihre Wut nicht wegging, schauten sie auf diese Bilder. Das genügte, um nicht zu sein wie *er*.

„*Körperliche Wohngemeinschaft, ein wunderbares Wort für uns*", sagte **Sharon**, die immer behauptet sie sei der Anfang und das Ende. Der Anfang ist gar nicht so leicht zu beschreiben. Denn wer ist denn nun tatsächlich die Erstgeborene? Im Ernstfall wird das wohl immer ihr Geheimnis bleiben. Sharon, die Vernünftige, wie Außenfreunde sie noch nennen. **Sascha**, mit dem männlichen Vornamen der weiblich klingt, und weiblich ist Sascha. Im Gegensatz zu ihr ist sie sehr auf Ordnung bedacht. Für Sascha muss alles seinen richtigen Platz haben. Sascha ist Lehrerin und

Hüterin der körperlichen Zeit. Wann immer sie das gerade nicht kann, übernimmt Sascha die Führung und kein Außenmensch würde den Unterschied bemerken. Höchstens an der Stimmlage. Sie steigt in keinen Bus oder Zug. Das macht **Johanna.** Johanna, die mit den Zahlen jongliert oder auch zum Arzt geht. Für Außenmenschen scheint Johanna unnahbar. **Tom**, der immer das letzte Wort hat und so Grausames erlebte, dass sie bis heute nicht darüber sprechen kann und er selbst das auch nicht tut. **Nele**, die Angst vor Steinen hat, weil er diese in seiner kranken Fantasie in sie hineinsteckte. **Kelly** hat Angst vor Vögeln. Am toten Baum hat Kelly diese toten Vögel erlebt und bis heute muss sie erbrechen, wenn der tote Baum nur gedanklich in ihre Nähe kommt. **Katharina** ist die gute Taucherin der körperlichen Wohngemeinschaft. Er versprach ihr auf dem Grund des Sees Gold zu finden und fast wäre sie ertrunken. Längst weiß Katharina, dass er log. **Nina**, die immer auf dem Feld auf ihn warten musste. Nina, die Ziegen nicht ausstehen kann, weil er perverse Gedanken um diese Tiere hatte und Nina mit in diese Gedanken hineinzog. **Luca** träumt noch immer von bunten Stiften und von bunten Bildern. Luca, die mit grauen Bildern nicht umgehen kann oder will. **Marthe**, die kleine Marthe, die groß wird, wenn sie denn muss. Marthe, die mit Stromschlägen fast ihre Sprache verlor. Marthe, deren Mädchenschutz er verbrannte und nie wieder wuchs er nach. **Lori**, die in Gegenwart anderer Menschen nicht leben konnte. Sie ist mit ihr verschmolzen in einer sanften Harmonie füreinander. **Neneh**, die sich immer über alles wundert in dieser Welt, die leben wollte und dadurch so zerrissen war, dass auch Neneh mit ihr Eins wurde. **Jan**, der als Einziger den Schmerz im Schraubstock ertragen konnte. Jan… Und wenn sie an Jan denkt, klebt ihre Haut fest und sie weint laut, sehr laut. Jan… sie will nicht an Jan denken. **Cindy**, die noch heute mit dem Kopf gegen die Wand haut, weil sie ihn noch immer fühlt, fühlt, dort wo es sich schlimm anfühlt. **Johannes**, über den kein Innenfreund redet. Johannes ist anders, anders innerhalb der körperlichen

Wohngemeinschaft. Johannes fühlt sich weder als Frau noch als Mann. Johannes ist mal so und mal so. Johannes ist bis heute in eine Außenfreundin verliebt. Er nennt sie großes Mädchen mit dem Zauberhaar… Johannes. **Hedi**, die so sanft geworden ist, obwohl er sie über Nächte auf eine kalte Mauer band. Hedi, die immer an das Gute glaubt und ihm verzieh. Sie kann das nicht verstehen und nicht verzeihen. **Mercedes** testet die Außenmenschen, bis sie von den Außenmenschen verlassen wird. **Christoph**, der immer dann Geburtstag hat, wenn er sein Geheimnis erzählt und einem Außenmenschen schenkt. Sie weiß um den grauen Haufen, um Innenfreunde die sie noch nicht kennt, von denen sie nur weiß, dass sie da sind. Sie fürchtet sich nicht vor ihnen, aber vor deren Geheimnissen. Wie oft dachte sie schon daran, das nächste Geheimnis nicht mehr ertragen zu können. Aber immer erträgt sie es. Manchmal schreit sie während einer Erinnerung, oder sie weint ganz leise in sich hinein. Aushalten kann keiner, denkt sie so oft, und muss ja auch nicht. Aushalten ist nur im körperlichen System möglich. Das macht ganz viel unmöglich.

Die Aussätzigen sind sie dann, die Aussätzigen.

Wie alle Kinder wollte sie spielen und eine ganze Weile hoffte sie, diesmal, ja diesmal wird es anders sein. Diesmal tut er ihr nicht weh. Das war ihre Hoffnung und hielt sie am Leben… Hoffnung, ja, die war es. Heute weiß sie, der Urinstinkt eines Kindes hält für lange Zeit und endet für Kinder, die vom eigenen Vater getäuscht werden, in einer trügerischen Illusion. Hunger quälte sie oft. Doch es gab eine Zeit der Sättigung – immer an einem Sonntag. Sie ging nicht wegen dem lieben Gott in die Kirche. Für diese göttlichen Gedanken hatte sie keine Zeit. Es war der Kindergottesdienst, auf dem es gespendeten Kuchen gab. Bis eine schwarz-weiße Schwester ihr das Kommen verbot. Diese Schwester hatte ihren Unglauben bemerkt. „Du kommst nur wegen dem Kuchen." Sie nickte, denn sie wusste um ihren

Hunger. Zu Gott fand sie viel später, vielleicht zu ihrem eigenen inneren Gott oder Geist wie es so schön heißt. Sie erinnerte sich an die Zeit im Kinderheim und an die Tage, als er sich zu ihr schlich. Sie erzählte im Heim davon. „Du sollst nicht lügen!", bekam sie zur Antwort. Sie log nicht, sie log nicht. Weil große Menschen ihr nicht glaubten, musste sie weiter ertragen. Und sie ertrug… sie hatte keine Wahl. In der Schule wollte sie gut sein, sie wollte gefallen. Sie brauchte ihre Portion Lob und bekam diese in den Fächern Musik, Deutsch und Sport. Sie bekam sie auch für Mutproben unter den Kindern. In einer sollte sie stehlen und sie stahl in dem Moment, als die Verkäuferin sie anlächelte. Das Lächeln erfror und sie bekam Hausarrest und musste zu jeder Mahlzeit – erkennbar für alle – hinter dem Stuhl stehen. Es war keine Strafe… sie stand gerne dort… endlich wurde sie gesehen.

Erinnern konnte sie sich auch an den ersten Heimaufenthalt. In dem großen Schlossheim war kein Platz frei und man brachte sie in ein Durchgangsheim mit den Worten: „Nur für kurze Zeit." Sie musste mit den älteren Mädchen im geräumigen Schlafsaal übernachten. Die Mädchen rochen irgendwie anders als sie, so nach beginnender Frau. In der Nacht wurde der Saal abgeschlossen und jedes Mädchen musste die Notdurft auf demselben Eimer verrichten. Sie schämte sich so. Am Abend, vor der Nachtruhe, mussten alle Mädchen in den Waschraum und jede stieg in einen Holzbottich. Die Erzieherin, oder die Wächterin wie sie auch genannt wurde, kontrollierte jedes Mädchen im Schambereich mit einer Lupe. Bei ihr angelangt, rief ein großes Mädchen: „Das können sie lassen, da wächst noch nichts!" Die Wächterin ließ es nicht. Später, als dann was wuchs, brannte ihr Vater den Mädchenschutz einfach weg. Schon zu dieser Zeit begann ihre Haut sich zu falten. Sie kroch in sich hinein, immer mehr.

Die Aussätzigen sind sie dann, die Aussätzigen.

Zeit ist etwas so Kostbares, erzählt sie ihren Innenfreunden. Als sie ihre Zeitverluste noch als Verlust empfand und diese mit Vergesslichkeit erklärte, jagte sie der verlorenen Zeit ständig nach. Da war gerade das Osterfest und sie malte die weißen Eier bunt. Plötzlich sieht sie sich am Weihnachtsbaum. Erzählen konnte sie das erst keinem Menschen. Wer hätte das auch geglaubt? Später setzte ein Arzt den Stempel der Schizophrenie auf ihr Krankenblatt. Die danach kommenden Ärzte fragten nicht, sie übernahmen. Tropfen, Tabletten aller Art und gar nichts half. Wie denn auch? Sie war nicht schizophren. Jede Tablette hatte eine andere Nebenwirkung und die ihr verschriebenen Medikamente hatten ihren Suchtfaktor. Sie wurde abhängig und als die Ärzte das bemerkten, bekam sie die alleinige Schuld. Sie spürte selbst ihre Eigenverantwortung für ihr Leben, wechselte den Arzt und begab sich in eine Suchtklinik. Heute ist sie frei von diesen Medikamenten.

Für ihr Überleben sorgte sie immer selbst. Sie erinnerte sich an das kalte Loch, und auch daran wie durstig und hungrig sie stets war. Sie trank sich selbst. Viel gelben Saft hatte sie nicht, denn für gelben Saft muss man trinken. Viele von ihren Innenfreunden waren im kalten Loch. Mit **Trisch**, einer Innenfreundin die sich auch Eule nennt, weil sie des Nachts Wache schiebt. Mit Eule führte sie innere Diskussionen, um das Aushalten im kalten Loch zu überstehen. Es fühlte sich an wie abwechselnde Gedanken, nur zu unterschiedlichen Zeiten. Trisch hatte absurde Gedanken, wie z.B. Brot teilt man nicht, wenn man so großen Hunger hat. Sie wollte aber teilen. Wer teilt der stirbt, und es stirbt auch der andere, davon war Trisch überzeugt, und isst ihr Brot noch heute allein. In der Nähe ihres Vaters waren Geräusche beim Essen verboten. Sie ist noch heute übervorsichtig. Meistens dann, wenn sie mit anderen Menschen essen muss, wenn es sich mal nicht vermeiden lässt. Bewusst geht sie solchen Situationen aus dem Weg. Ihr Vater drohte oft mit dem Tod, bis sie selbst die Angst davor verlor, bis sie selbst diesen Tod für Realität hielt. Als Mädchen konnte sie nicht erkennen, dass die anderen Kinder in der Schule diese grausame Gewalt nicht erlebten. Die Unbeschwertheit der anderen Kinder war für sie ein weiteres schwarzes Loch. Ihre kleine Innenfreundin **Maria** hat die Grube im Wald erlebt. *„Es ist eine nasse und tote Grube“*, wie Maria sagt. Er schob diese Grube mit Brettern zu. Als er fort war gelang es Maria, diese zur Seite zu schieben. Der Weg nach Hause war frei. Maria wollte nicht nach Hause, sprang zurück in die Grube. Sie kauerte sich in die Ecke und versuchte die Hände mit ihrem Saft zu wärmen. Noch einmal kletterte Maria aus der Grube. Vielleicht ist er in der Zwischenzeit gestorben? – Sie wusste es besser. Nach Hause wollte Maria nicht und sprang zurück in die tote Grube. Heute sitzt Maria nur da und schweigt… Maria.

Als sie im Loch saß und nicht mehr daran glaubte dieses kalte Loch lebend zu verlassen, brauchte es einige Nervenbahnen, um am Leben zu bleiben. Heute ist es unvorstellbar wie das alle in ihr aushalten konnten. Heute ist sie kaum in der Lage mit den Menschen zusammen zu sein. Oder es dauert viele Jahre, bis sie Vertrauen fasst. Immer wieder stellt sie dieses Vertrauen infrage.

Die Aussätzigen sind sie dann, die Aussätzigen.

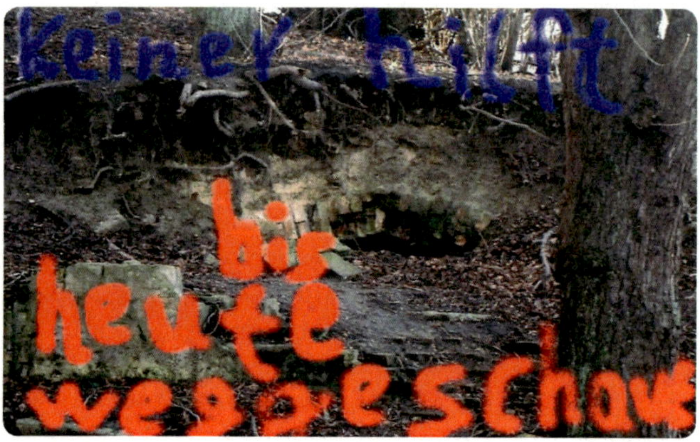

Die Treppe

Sie erinnert sich an die Treppe... Auf den Stufen waren seine Gemeinheiten verteilt.

Sie könnte einfach weitergehen, entweder nach oben oder nach unten. Zwei Möglichkeiten, um vorwärts zu kommen. Wenigstens eine Entscheidung. Das Geländer ist glatt, fast wie gebohnert. Sie muss sich festhalten, um auf der Stufe zu landen. Das Grau macht sich breit auf ihrer Haut wie ein altes Gefühl. Gleich wird er hier sein, pünktlich war er immer. Sie ist nicht sicher, ob sie die Treppe wieder lebend verlassen wird. Dafür gibt es keinen Grund. Für ihn ist das Kind fort, obwohl er für sein Bleiben sorgte.

Täterpersönlichkeiten...? Wie oft hatte sie das schon gehört. Heute ist sie eine, jedenfalls denkt sie das. Auf der Treppe sind seine Gemeinheiten von ihrer Hand verteilt. Heute sollen seine Gemeinheiten ihr Leben schützen. Tust du es wie der Täter bist du ihm ebenbürtig! Hatte sie das nicht immer gesagt? Überleben hat viel mit Antworten zu tun. Sie will diese Antworten, endlich. Mit einem Blick auf die Details seiner kranken Fantasie und die Zeiger ihrer Uhr... sie kann ihn riechen. Er kann sie nicht erreichen, wenn er seinen eigenen Fallen traut. Dumpf prallen die Worte von ihr ab und bleiben auf den Stufen liegen. „Hallo Kleines..." Wohl wissend um die Gefahr, hebt sie ruckartig ihren Kopf und blickt in seine stechenden Augen. Blau sind sie – wie ihre. Er streckt ihr seine Hand entgegen... „Komm runter...", bewusst hebt er den Ton. Wenn sie kommt, dann hat sie nichts gelernt, hämmert es in seinem Kopf. Er will, dass sie kommt. Noch einmal lieb sein, noch einmal, nur noch einmal. Nur noch einmal, diesmal wird er sie töten. Der Gedanke daran reicht für eine Erektion. Sie kann es sehen, so wie sie es immer gesehen hat. Hart muss sie bleiben, denkt sie, und richtet ihre Blicke gegen ihn. Bleiben muss sie und drückt jedes Kind nach hinten. Da ist sie wieder, die Entscheidung, als Coach verantwortlich zu sein. Ihre Fingernägel graben blutige Spuren in die Haut. Er bewegt sich einen Schritt auf sie zu. Sie macht es ihm nach. Zu ruhig, wie er findet. Das macht ihn wachsam. Er kann ihre Angst nicht spüren. Konzentriert schiebt sie ihre Angst nach hinten. Sie weiß, dass er ihre Angst braucht. Sie weiß nicht, dass ihre scheinbar fehlende Angst ihn noch gefährlicher macht. „Sie ist nicht mehr mein Mädchen, sie ist groß. Es ist so viel von ihr da. Kleiner machen muss ich sie, ganz klein, so klein wie damals.", denkt er. Zu diesem Zeitpunkt ist ihm nicht bewusst, dass das nicht geht.

Noch einmal das kleine weiße Nachthemd, noch einmal, nur noch einmal. Nur noch einmal, seine Gedanken laufen in ihre Kinderwelt. Er greift in seine Tasche, holt das kleine weiße Nachthemd raus und wirft es ihr zu. Sie hört nicht auf seinen flehenden Befehl. Sie beobachtet ihn… jede Sekunde, so wie sie es immer getan hat. Endlich sagt sie dieses Wort: ***»Warum?«***, traut ihm die Wahrheit nicht zu. Sie wollte es gesagt haben, dieses *Warum*. Gepresst kommt es aus ihr. Sie wagt noch einen Schritt auf ihn zu. Gleich, gleich ist sie bei mir, gleich. Sie darf sich jetzt nicht von ihm abwenden, obwohl er seine Hand in Richtung Hose bewegt. Das ist es, was er will, ihre Aufmerksamkeit zerstören. Noch einmal aushalten denkt sie, noch einmal, nur noch einmal. Nur noch einmal aushalten.

Sie kann nicht sein wie er. Sie kann seine Fallen nicht nutzen, trotz der Täterfantasie. Lange schweigt sie, sieht ihn hocken, und wüsste sie nicht um ihn, täte er ihr leid. So ein alter grauer Mann. Sie dreht ihm den Rücken zu und geht. Er sieht sie gehen. Gitterstäbe trennen sie.

7

Nina

„Hast du einen Lolly?“, wollte Nina wissen, *„Groß und bunt?“* „Nein“, hörte sie oft und es passierte, dass die Menschen sie belächelten, ungefähr wie: „Ach du armes Ding!“ Sie konnte die Menschen ganz gut verstehen, denn sie sahen Nina nicht wirklich, trotz der kindlichen Stimme. Eine Frau in den besten Jahren, aber Nina ist sieben. Oft ist Nina traurig, sodass sie nicht aussieht wie die anderen Kinder, obwohl sie sich so fühlt. Sie kann es nicht mehr zählen wie oft sie schon erklärte, dass bei ihnen alles anders ist. Christoph versteht bis heute nicht, warum er im See einen Badeanzug anziehen muss. Sie will nicht auffallen mit ihren Innenfreunden, denn Auffallen bedeutet auch Wegsperren. Früher sehr oft – und keiner wusste wirklich, warum das so war. Bei ihren Innenfreunden ist die Sehnsucht nach einer eigenen Mutter sehr gegenwärtig. Es gab eine kleine Zeit, da probierte ihre Freundin die Mutti der Kleinen zu sein. Die Kinder in ihr fühlten sich gut damit. Ihr war das so unglaublich peinlich. Allein der Satz: „Mama schau mal!“, löste Entsetzen bei den Menschen aus, die das Rufen von den Kindern hörten.

Bis der Tag kam, an dem ihre Freundin mit den Kindern sprach, sich entschuldigte. „Ich habe einen Fehler gemacht…“, sagte sie zu den Kindern. „ich kann nicht eure Mama sein.“
Jetzt war sie fort, die Mama, und jedes Kind zerbrach daran. Keiner ist schuld, sagte sie. Menschen machen Fehler, auch dann, wenn sie eigentlich nur das Beste wollen. Sie sagte zu den Kindern, was man gerade gibt, ist immer das Beste zu diesem Zeitpunkt. Mehr war nicht möglich.

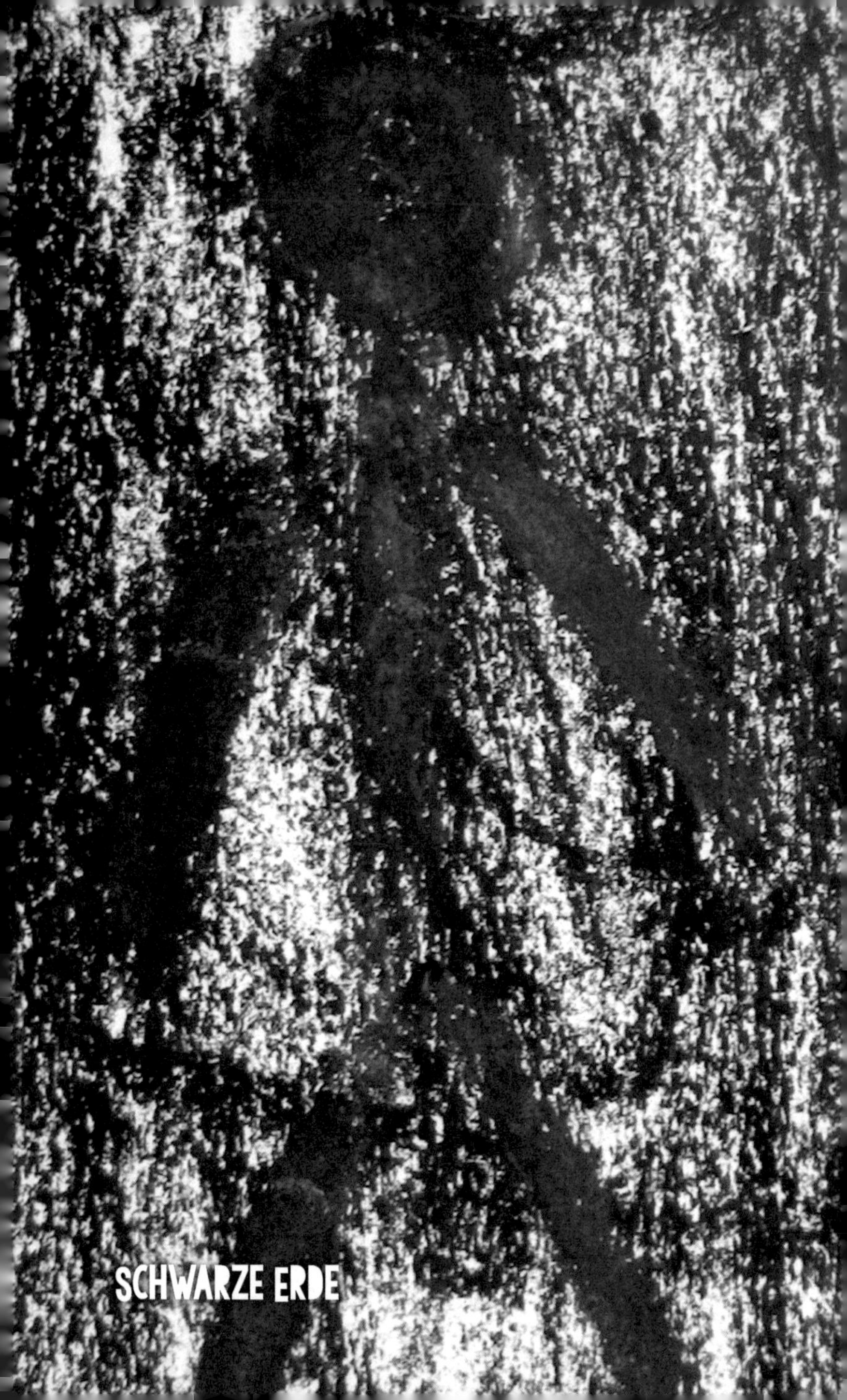
SCHWARZE ERDE

Schwarze Erde

Ihre Arme waren nicht stark genug. Viel Erde passte nicht auf den Spaten.
„Du musst tiefer graben, noch tiefer!"
Sie zuckte bei seinen Worten zusammen, sie drangen so schnell und so laut in ihr Ohr. Wenn sie hochschaute musste sie blinzeln. Die Sonne stand hoch, aber ihr war kalt. Mit seinen kaputten Fingern rieb er kleine Muster auf ihre Wangen. Sie konnte es erfühlen. Er grub dieses Loch frei. „Du musst stillstehen!", sagte er, „Sonst fällst du hinein."

Sie konnte sich nicht mehr bewegen. Sie war steif vor Angst und steif vor Kälte. Sie wusste nicht, dass es egal war was sie tat. Ohnehin würde sie fallen. Ihre Knie versagten und sie fiel, fiel vornüber in die schwarze, kalte Erde. Sie schließt wie von selbst den Mund, versucht, mit dem Finger ein Loch zu bohren. Es ist dunkel und die Erde schwer. Sie möchte schreien und versucht es. Sie gibt auf und flüchtet in die nächste Haut ihres eigenen Selbst. Die nächste Haut ist stärker und sorgt für das Einteilen der Luft sämtlicher Häute. Die Erde bricht auf, als auch diese Haut nicht mehr kann. Er hat gesehen wie die nächste Haut des Eigenen Selbst geboren wird. Er hat gesehen, um wie viel mehr die nächste Haut aushalten kann. Sie hat den Rest ihres Vaters in der schwarzen Erde verloren.

Die Aussätzigen sind sie dann, die Aussätzigen.

Jan

Jan sagt: „*Wenn du schreist, hört man dich nicht, wenn du leise wimmerst hört man dich nicht, wenn du schweigst, kann man dich nicht hören, wenn du tot bist, hört man kurz hin.*“

Er kann es riechen, wenn sie an Jan denkt. Sie sieht den Schraubstock und der Geruch ihrer Kleidung verrät ihre Angst. Angst, die ihr Inneres nach Außen kehrt. Sie kann nicht mehr weinen und nicht mehr schreien, sie will, dass es vorbei ist, vorbei, einfach vorbei. Gedanken an Jan sind Gedanken an den Tod.

Die Aussätzigen sind sie dann, die Aussätzigen.

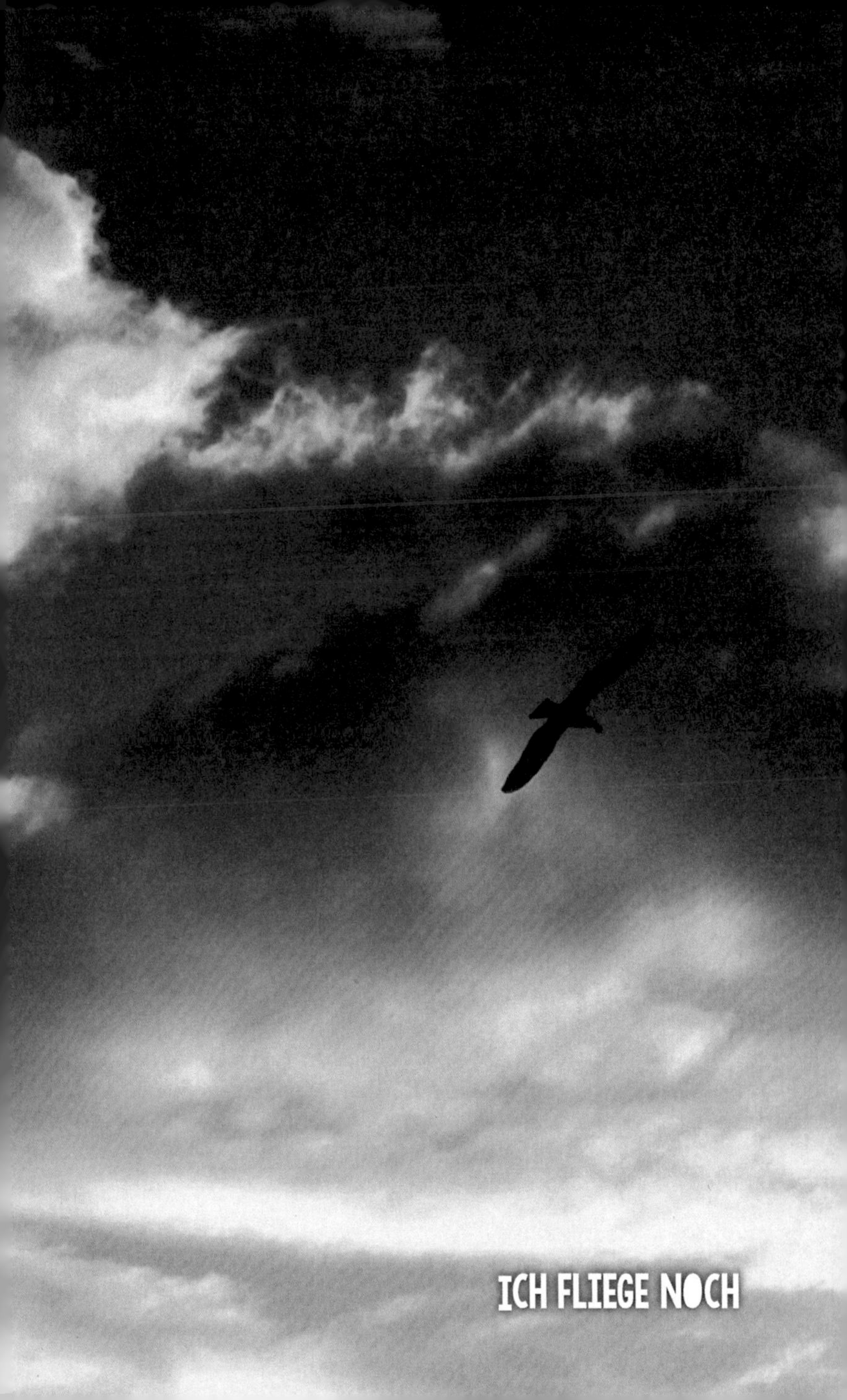
ICH FLIEGE NOCH

Multiple Persönlichkeit

Als sie um die Diagnose „Multiple Persönlichkeit" wusste, glaubte sie ernsthaft, dass jede multiple Persönlichkeit ist wie die andere. In der Zwischenzeit erklärt sie vielen Menschen, dass das nicht so ist. Ihr Erleben hat nichts mit dem Erleben anderer multipler Persönlichkeiten zu tun. Jeder Mensch, ob Multi oder nicht, ist einzigartig. Auf Gewalt reagiert jeder Körper anders. Jeder multiple Mensch geht anders mit der Tatsache um, ein ***Wir*** zu sein.
Heute ist es oft so, dass sie ihre Kreativität nicht aushalten kann oder oft auch nicht die Möglichkeit hat, diese auszuleben. Das Gefühl, eine ganze große Wand zu bemalen, ist genauso in ihr wie die Musik oder das Bild aus der Kamera oder der große Vogel am Himmel.

Als Ämter ihre Kreativität bemerkten und auch Ärzte, so hieß es: „Sie kann ja noch, also ist das Leid nicht so groß." Sie weiß, dass die Menschen einfach nicht bedenken, dass zuviel Kreativität – oder das Gedankengut darüber – für einen Menschen mit vielen Innenfreunden bedrohlich sein kann, oder nicht aushaltbar. Sie versucht zu lernen und entdeckt sich immer wieder neu.

Um entschädigt zu werden, muss der Mensch nicht am Boden sein. Eine Entschädigung für das Leid gibt es nicht. Doch eine amtliche finanzielle Entschädigung kann dafür sorgen, dass es dem Menschen besser geht, dass sich ihm mehr Möglichkeiten erschließen. Sie hat viel Zeit verloren… Manchmal denkt sie noch an solche Zeiten, in denen sie diese verlor.

Die Aussätzigen sind sie dann, die Aussätzigen.

Zeitverlust

Sie friert, ihre Zähne schlagen aufeinander. So spät schon... und bemerkt die Uhr an ihrem Arm, die scheinbar ihr gehört. Sie weiß nicht, wo sie ist – sie schaut sich um. Ihr Kopf ist ein Fußball, bereit sich ins Tor zu begeben... Aus... Abseits.
„Ist Ihnen kalt?", hört sie eine fremde Stimme fragen.
„Doooooooooch – wo bin ich?", ruft sie der Stimme entgegen.
„Wenn Sie das nicht wissen..."
„Nein, ich weiß nicht. Wo ist der Bahnhof bitte...?"
Eine fremde Hand wird ihr gereicht und zieht sie hoch.
„Kommen Sie!"

Sterben ist gar nicht so leicht. Und sie muss lächeln bei den Gedanken, um diesen einen, leichten Tod.
Sie sortierten die geklauten Tabletten auf dem Waschbeckenrand. Fein säuberlich teilten sie diese. Sie erschummelte sich ein paar mehr. Mit dicken roten Köpfen wurden die bei ihr bemerkt. Ein Wettlauf auf der Straße begann, den sie spaßig fanden. Es fehlte ihnen der Fensterplatz.
Die Schläuche blieben stecken. Die Schokolade zum Frühstück schmeckte himmlisch. Es war ihre schönste Zeit. Wie gut, nicht tot zu sein, dachte sie. Sterben ist gar nicht so leicht... *Wenn ich doch nur könnte.*

Zeit ist Liebe

Einige Menschen verstehen nicht, dass sie so wenig Zeit hat. Zeit ist Liebe, sagt sie und meint diese *große Liebe*. Zeit schenkt sie ihren Innenfreunden, jeden Tag einige Stunden. Das sind Stunden des Lernens, weil sonst das Leben nicht geht, weil sonst in ihrer Häuslichkeit und im kompletten System alles Drunter und Drüber geht. Oft muss sie um Verständnis bitten, wenn Freunde sie spontan einladen möchten. Das geht nicht von einer Stunde auf die Nächste. Sie muss ihre Innenfreunde durch Kopfkommunikation vorbereiten. Nicht jeder Innenfreund mag ihre Außenfreunde. Das bedeutet Rücksicht im körperlichen System und es bedeutet Verständnis. Oft funktioniert das auch mit dem Belohnungsprinzip. Verständnis ist ihren Innenfreunden nicht angeboren, muss sie den Außenfreunden erklären, und hofft auf deren Verständnis. Jeder Innenfreund lernte als Erstes Angst und Schmerz kennen. Das zu überwinden braucht ein ganzes Leben.

Was ist dagegen etwas Vorbereitung für ein Treffen. Sie versucht ihren Innenfreunden das Leben – wie es auch noch sein kann – nahezubringen. Manchmal gelingt es… das bedeutet dann auch für sie inneren Frieden und sei es nur für Stunden. Sie versucht die schönen Momente zu halten und zeigt diese ihren Innenfreunden, wann immer sie es brauchen, in Bildern. Sie macht die Bilder nicht bei den Menschen, sondern bei den Tieren und Pflanzen. Das Schöne zu halten ist ihnen allen so wichtig.

Doch im Kampf mit Behörden wird sie oft ausgebremst. So fällt sie immer wieder zurück, in ihrer Eigenverantwortung für das Leben in der körperlichen Wohngemeinschaft. Manchmal passiert es den Ämtern, aber nicht absichtlich. Einige wollen auch Gutes tun. Aber sie sagt, Gutes tut man nur, wenn man gut tut.

Sie bezweifelt, dass eine Entschädigung gut tut, wenn der Mensch über Jahre dafür kämpfen muss. Da stimmt was im großen System nicht, sagt sie. Doch genau dieses große System verlangt von ihr die systematische Ordnung im Kleinen. Wenn das dann nicht funktioniert wird dem kleinen System Schuld zugesprochen, aber man schaut nicht auf das große System, auf deren Problematik. Das Kleine muss schuld sein. Sie sagt auch, dass der Gestank eines Fisches am Kopf beginnt. Nicht anders funktioniert es mit den Systemen auf dieser Welt. Zwangsläufig fault das Ende mit.

Die Aussätzigen sind sie dann, die Aussätzigen.

Sie weiß nicht wie alt sie auf folgendem Foto ist. Sie weiß nur, dass es eine Zeit der Todessehnsucht war.

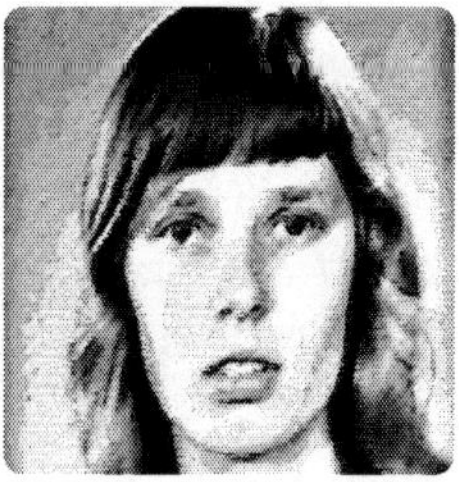

Sharon

„Ich bin der Anfang und das Ende", behauptet ihre Innenfreundin Sharon. *„Das Ende sind wir Alle"*, sagt sie und meint damit ihr Sterben, ihren eigenen Tod.

Sie erklärt: *„Nur mal angenommen, einer sagt das Sehnsuchtswort »FEN« und gibt dem nach. Im Moment des Sterbens, sterben* ***Alle****. Anders geht es nicht, denn wir sind* ***nur ein Körper*** *mit System."* – *„Anders ist es"*, gibt sie zu bedenken, *„mit der Geburt."* Im unerträglichen Sein des eigenen Schmerzes, auch das der Innenfreunde, wird eine neue Haut geboren. Keine fremde Haut, nur ihre, zu einem anderen Zeitpunkt – innerhalb dieses ihres Lebens – im eigenen Körper.
Ihr Vater war eine Bestie und quälte sie schon im Mutterbauch. Das weiß sie von der Frau, die sie zur Welt brachte. Sharon meint sich zu erinnern. Sie widerspricht nicht, denn sie weiß, dass ein Baby im Mutterleib das Gute spürt. So ist es auch in der Lage das Schlechte, die Tritte des Vaters im Bauch der Mutter zu spüren. *„Das bedeutet auch"*, sagt sie, *„dass ein Baby im Mutterleib sich wehrt und absplitten kann."* Wer dann die ***Erstgeborene*** ist, wer könnte das mit Sicherheit behaupten?

Wenn sie das erzählt, wird sie zum Außenseiter. Denn was nicht Wahr sein darf, dass auch nicht Wahr sein kann.

Die Aussätzigen sind sie dann, die Aussätzigen.

Katharina

Katharina ist eine gute Taucherin, erzählt sie. Sie kann sehr lange die Luft anhalten.

Er ist mit ihr an den Tollensesee, der in ihrer Heimatstadt Neubrandenburg liegt, gegangen. Dort taucht sie immer wieder unter. Von Mal zu Mal etwas länger.
Heute liebt Katharina das Wasser, nur nicht diese Stelle. *„Es ist nicht der See"*, sagt sie, *„Er ist böse."*
Geschafft hat sie das mit einer Torwächtergeschichte, die sie für das Radio und den Kindern als »Gute Nacht-Geschichte« schrieb. Katharina meint ganz oft, dass sie versuchte, das Schlechte gut zu schreiben, einfach umzuwandeln. *„Im Unterbewusstsein stimmt das vielleicht."*, antworte sie – doch ihre Erinnerungen waren zu diesem Zeitpunkt noch nicht so gegenwärtig.

Katharina liebt auch die Vögel und versucht, das mit ihrer eigenen Kunst zu zeigen.

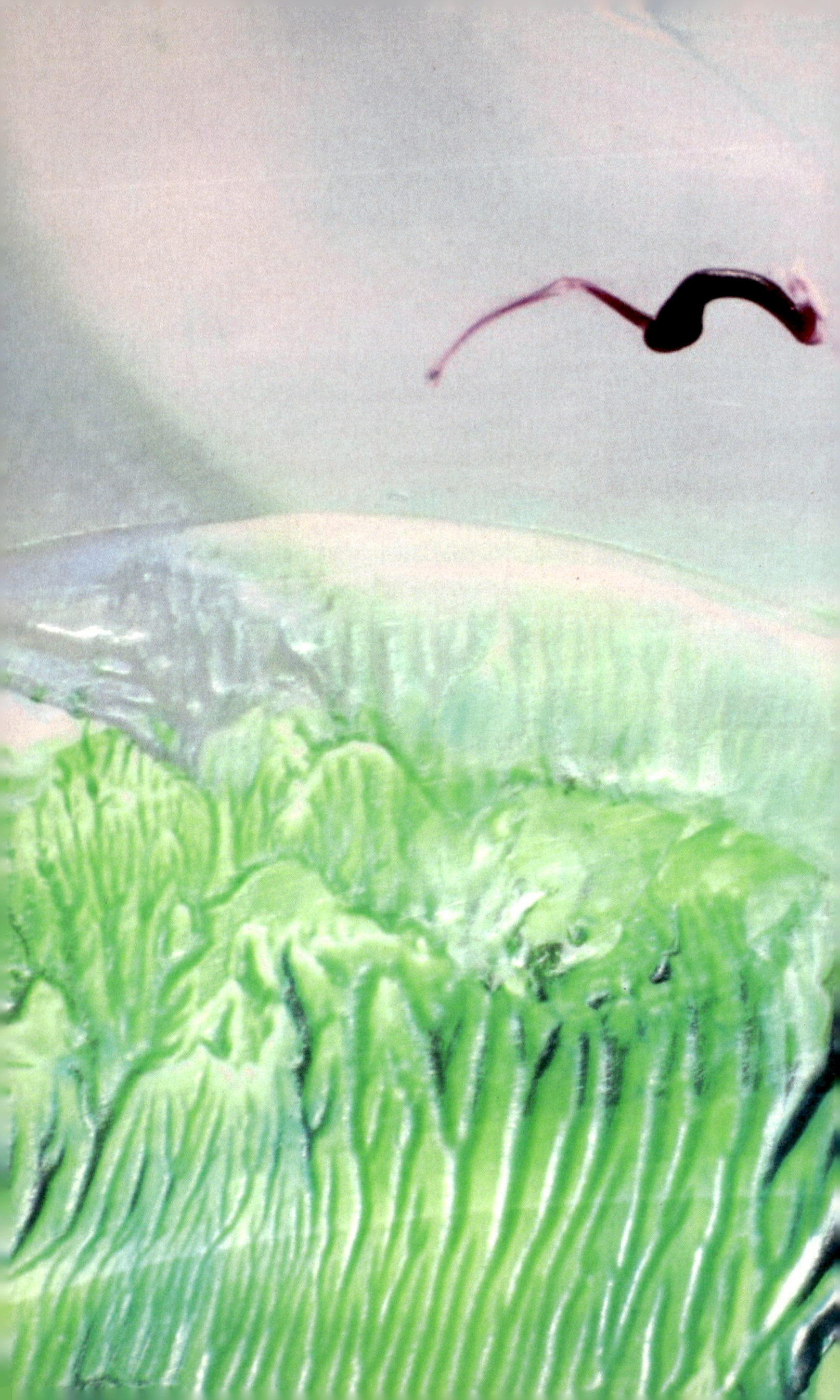

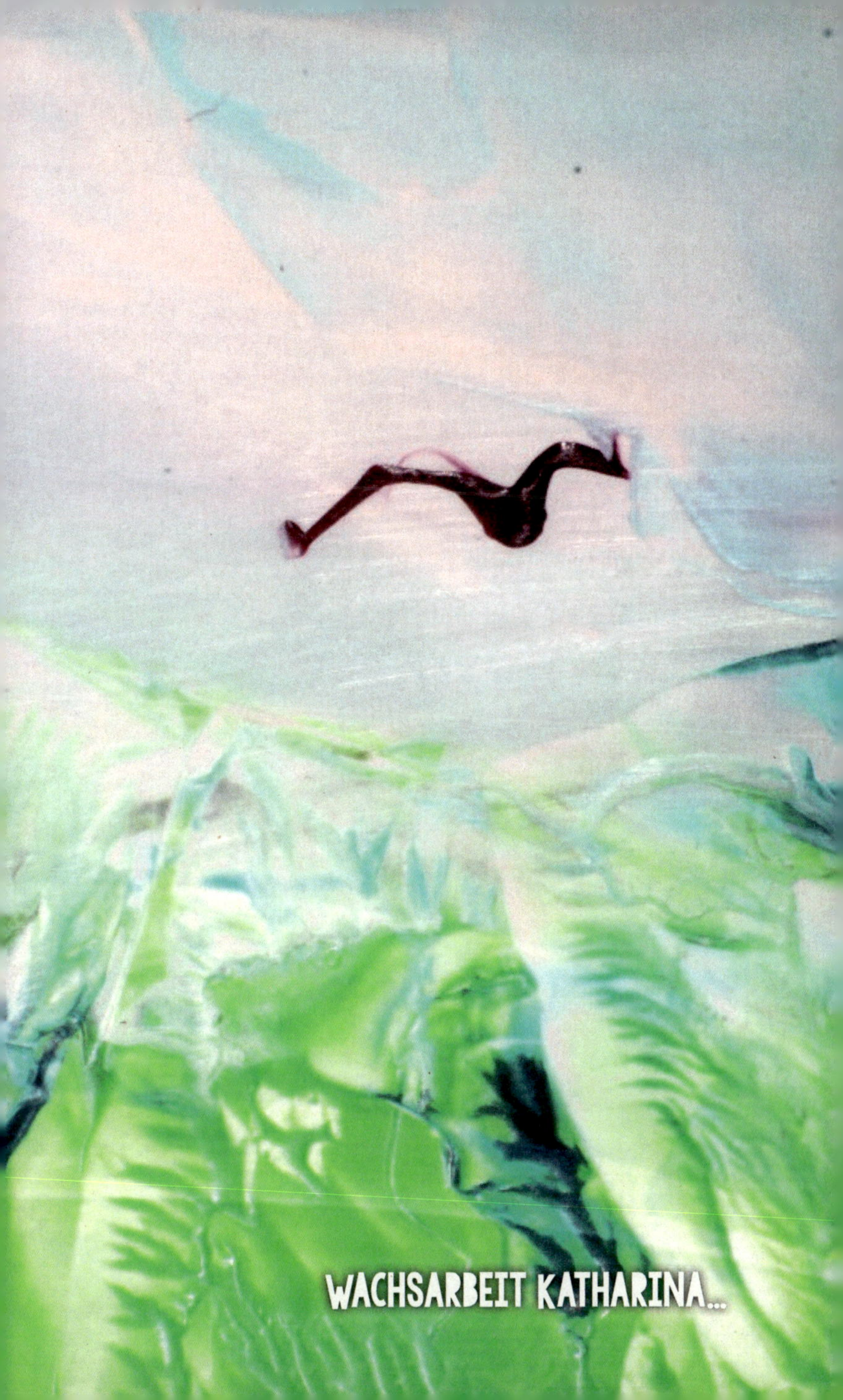
WACHSARBEIT KATHARINA...

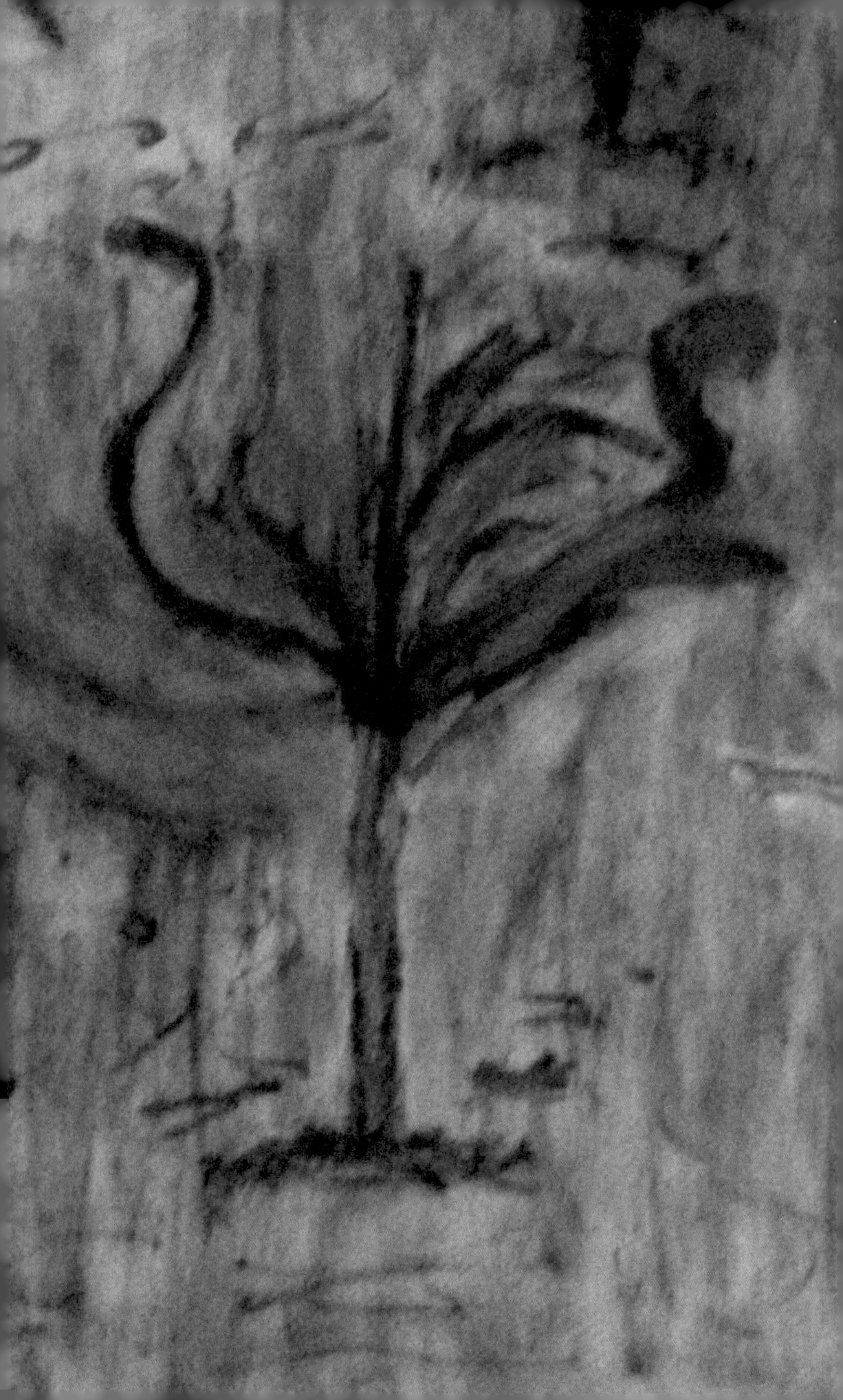

Im Wald

Das Bild hat ein Innenkind gemalt. Es malt noch immer nur schwarze Bilder. Sie ist darüber sehr beunruhigt.

Im Wald sind viele Innenfreunde geboren.
Im Wald musste sie seinen Kot essen. Im Wald wurde sie an einen Baum gebunden und lag so da mit ihren Scherenbeinen. Im Wald erlebte sie die Kälte und ist heute an den Nieren furchtbar erkrankt. Stadium Vier.
„Nein“, sagt der Arzt „das ist nicht der Grund.“, ihr hoher Blutdruck sei schuld. Sie erklärte, dass sie schon oft eine Entzündung an den Nieren hatte – schon als Kind sei das so gewesen. Immer wieder muss sie erklären, dass sie in kalten Löchern eingesperrt war. Selbst wenn es der hohe Blutdruck zusätzlich war – so ist das auch eine Spätfolge ihrer Qualen. Denn diesen hatte sie auch schon als kleines Mädchen und sie sagt auch, dass ein Kind aus Angst vor dem Vater diesen hohen Blutdruck bekommt. Wieder und wieder möchte die Politik auf ihren Rücken und ihren Nieren sparen.

Im Wald verlor sie ihren Geschmack, aber nicht jedem erzählt sie das. Wenn sie essen geht und die Kellnerin fragt, ob es geschmeckt hat, dann nickt sie nur, denn alles schmeckt gleich – *nach ihm.* Wenn sie zu Hause den Tisch deckt, behauptet sie, dass der verlogene Geschmack gut aussehen soll. Und der verlogene Geschmack sieht gut aus.

Eine Innenfreundin, deren Namen sie nicht weiß schrieb:
„Eine Begegnung, die uns tätschelt, eine Begegnung, die wir nicht wollen. Eine Aufgabe erledigen, die längst erledigt war. Gezielt einkaufen, weil der verlogene Geschmack gut aussehen soll und muss. Gewohnte Dinge in der Ecke lassen – ist morgen auch noch da. Hilfe holen aus der Apotheke, die nichts nützt, aber so tun, als

ob sie helfen würde. Reden über Shampoo und Fisch, um dabei zu sein. Eine Zeitschrift ohne Inhalt – hat ja jeder. Sehnsucht über den Tod hinaus, die uns leben lässt, wenigstens sieht es so aus. Termine, lächerlich. Entsagung auf der ganzen Linie… ha, ha, ha… Lolly schön bunt und den nächsten Satz besser nicht… Eine Unzufriedene ohne Rezept.“

Die Aussätzigen sind sie dann, die Aussätzigen.

Sucht

Den dritten Tag schon sitzt sie auf dem Boden. Immer musste sie so sitzen – „Gerade", sagte er, „du musst gerade sitzen." Sie hatte Sehnsucht nach der Forderung, nach seinen Grenzen. Seine Grenzen sind bedeutend für ihr Leben – noch immer ist das so. Grenzen, die sich über den eigenen Grad der Sucht – ihrer Sehnsucht hinweg setzen.
Liebe ist das nicht – nur eine körperliche Reaktion auf äußere Reize, von ihm gesetzt, wohl gedacht in täglichen Portionen.

Keinem konnte sie das sagen, wer hätte das auch verstanden? Immer auf der Suche nach dem Duft ihrer Hände, nach dem körperlichen Verlangen, so wie er es sie lehrte. Nikotinsucht, Alkoholsucht und Medikamentensucht – dafür gibt es eingerichtete Stationen. Doch für ihre Hände gibt es kein Eingesperrt sein – gibt es keinen Entzug. Keine Gewalt war so schlimm, so verlangend danach…

Die Aussätzigen sind sie dann, die Aussätzigen.

Mit dem Perlencode gegen die Macht der Täter

Die Nervenbahnen eines gequälten Kindes scheinen mir wie aufgeplatzte Perlen. Erscheinen immer wieder als Erinnerung in meinen oft erwachsenen Gedanken. Perlen vor die Säue, Perlen dem Vater, Perlen dem Täter, Perlen den Tätern.
Perlenkinder lassen sich schlecht trösten – und wenn es doch gelingt, dann nur für Stunden. So manche Perle verkriecht sich in die Faltenhaut und rollt nie wieder weg. Perlenkinder drohen dem Täter mit der Wahrheit und Flucht gelingt vor Perlenkindern nicht. Das größte Perlenkind hat Beine, dem reicht das ***Rollen*** längst nicht mehr. Es rennt und rennt und rennt…

ZWEITER TEIL

Nur ein Blatt

Nur ein Blatt, mit so feinen Adern und sie muss beim Anblick an ihre Mädchenhaut denken, oft muss sie an ihre Haut aus der Kinderzeit denken. Es ist ihr nicht gelungen, sie vor ihm zu bewahren. Es ist ihr nicht gelungen. „Nun komm schon. Sei lieb zum Papi…“, sagte er oft und mit ***„Lieb“*** meinte er sein unteres Teil, welches sie streicheln musste. Sie erschrak beim Anblick der zunehmenden Größe. Manchmal schaute sie auch an sich runter. Sie konnte derartiges nicht vorweisen. Wenn er es bemerkte, sagte er: „Du bist ein Mädchen“, oder er sagte: „Du bist meine kleine Frau.“ Das verstand sie nicht, denn ihre Mutter war seine Frau. Sie verstand auch nicht, dass die anderen Kinder in der Schule nicht das Gleiche bei ihrem Papi sahen. Sie erzählten so viel anderes über ihre Väter. Die anderen Kinder hörten zum Abend Geschichten, oder erzählten sich wie der Tag war, z.B. aus dem Sportunterricht, oder so. Sie dachte an die Abende an denen er sie fotografierte, selbst da, wo sie es nicht wollte.

Im Frühling leuchtet so ein Blatt am Baum, fällt nicht runter so wie im Herbst, wenn dieses Blatt knistert und an den Adern zerbricht. *Sie ist zerbrochen wie das Blatt.*

Jede Gefahr wurde ein weiteres ***Ich*** von Ihr. Wenn die Sonne scheint und sie auf das Blatt schaut so wie sie auf sich selbst, dann ist sie froh, dass sie ein weiteres **Ich** ins Leben hetzen konnte. Bewusst konnte sie das nicht tun. Sie versteht es als Überlebensmechanismus, welcher nur im größten Schmerz funktionieren konnte. Ohne dieses Funktionieren wäre sie jetzt tot.
Dieses knisternde Blatt macht sich breit auf ihrem Gesicht und bricht ihre Haut auf, teilt es in Rillen, mal rissig breit, mal dünn. Jede Ader auf dem Blatt ist eine Baumgeschichte. Jede aufgerissene Haut ein Kinderdrama, ihr Kinderdrama. Ihre

Mädchenhaut hat sich verwandelt in eine Haut, die sie heute schützen soll und doch oft nicht kann, noch nicht kann. Seit ihren permanenten Erinnerungen konnte sie nicht mehr mit anderen Menschen zusammen sein – ihre vorgealterte Haut mit samt der körperlichen Wohngemeinschaft musste erst nach außen die verletzte Haut zeigen.

Die Opferentschädigung, die sie bekam, hatte sie längst im Vorfeld ausgegeben – ausgeben müssen, sonst wäre es erst gar nicht bis zur Entschädigung gekommen. Oft war es nötig präsent zu sein, technisch in der Lage zu sein sich zu wehren. Die heutige Politik ist noch immer nicht so weit den betroffenen Menschen, trotz vieler Beweise, zu helfen. Damit ist nicht nur die finanzielle Hilfe gemeint, welche aber auch sehr wichtig ist. Die Anerkennung des grausam Erlebten ist oft viel wichtiger. In der schweren Zeit des Kämpfens, um eine Opferentschädigung, erfuhr sie viel über sich selbst. Sie erkannte ihre Stärken und blickte ihren Schwächen direkt ins Auge. Einer ihrer Stärken ist das immer wieder Aufstehen gegen Willkür. Ihre Spontanität in vielen Dingen brachte ihr schon so manchen Ärger ein, aber brachte sie auch zu sich selbst und zu ihrer inneren Wohngemeinschaft. Die Erkenntnis dessen liegt ihr schwer im Magen und sie versucht Änderungen anzunehmen, aber jede Änderung setzt eine innere Ruhe voraus.
Für sie ist es wie ein Kreislauf, denn dort wo die Politik helfen sollte, liegen Steine. Steine, die sie dann erst aus dem Weg räumen muss, sie oder eben der Betroffene, der genauso hart kämpft. Jetzt ist sie dabei ihre eigene Haut zu retten und schon drohen einige Narben zu platzen. Sie setzt ihre Opferentschädigung ein und lässt diese verkapitalisieren.

Ihre Sehnsucht, alleine mit sich und ihrer Wohngemeinschaft zu wohnen, lässt ihr keine Ruhe. Was sie nicht wusste ist, dass die Gesetze um diese Kapitalisierung noch lange nicht ausgereift sind. Sie spielte mit offenen Karten und fuhr mit der

Dame von der Opferhilfe zum „großen" Chef nach Rostock. Im Beisein der Opferdame räumte der Chef Fehler ein, doch darüber reden wollte er nicht. Sie war darüber erschrocken, denn genau das Reden hätte ihr geholfen, auch die Fehler vom Amt aufzuarbeiten. Diese Kapitalisierung ist mit enormen Auflagen verbunden, die erfüllt werden müssen. So lautet eine Auflage ein sanierungsfreies Haus zu kaufen, für einen festgelegten Preis. Leider ist der Vertrag nicht so ausgelegt, dass man dafür auch ein völlig sanierungsfreies und heiles Haus bekommt, selbst mit einem Darlehen ist das kaum machbar. Sie wollte sich beeilen, denn sie hatte Angst man könnte diese Entscheidung wieder zurückziehen.
In der Auflage für ein sanierungsfreies Haus steht nicht, dass sie ein Haus nicht schon in Kürze finden darf. Sie fand ein Haus und fuhr zur Besichtigung. Beim Betreten des Hauses sah sie das große Panoramafenster mit den wuchtigen Tannen dahinter. Sie war so sehr fasziniert von diesem Anblick, dass sie nichts anderes mehr sah, nichts anderes mehr sehen konnte. Betroffene von sexualisierter Gewalt sind eben nicht gerade verwöhnt, was ein eigenes Haus betrifft. Das Amt meinte, ihr einen Techniker zur Seite zu stellen. Dies geschah aber erst nach dem Kauf des Hauses. Sie und auch andere Menschen fragten nach, warum der Techniker erst nach dem Hauskauf kam.

Kurz, sie kaufte das falsche Haus.
Sie konnte den Betrug nicht erkennen, sei es vor Glück im Besitz eines eigenen Hauses zu sein, oder sei es die gekonnte Gehirnwäsche der Zeugen Jehovas. Als sie dies erkannte war es längst zu spät, denn sie saß in diesem Haus und sie saß fest in diesem Haus. Jegliche Bemühung, gegen die Vorbesitzer zu klagen, scheiterte in den Anfängen. Der Makler aus Hamburg war mit den Vorbesitzern befreundet und sagte zu ihr den Satz: „Die Zeugen Jehovas lügen nie." Später stellte sich das Gegenteil heraus. Beim Notar wurde die Sperrung der Öfen im Haus

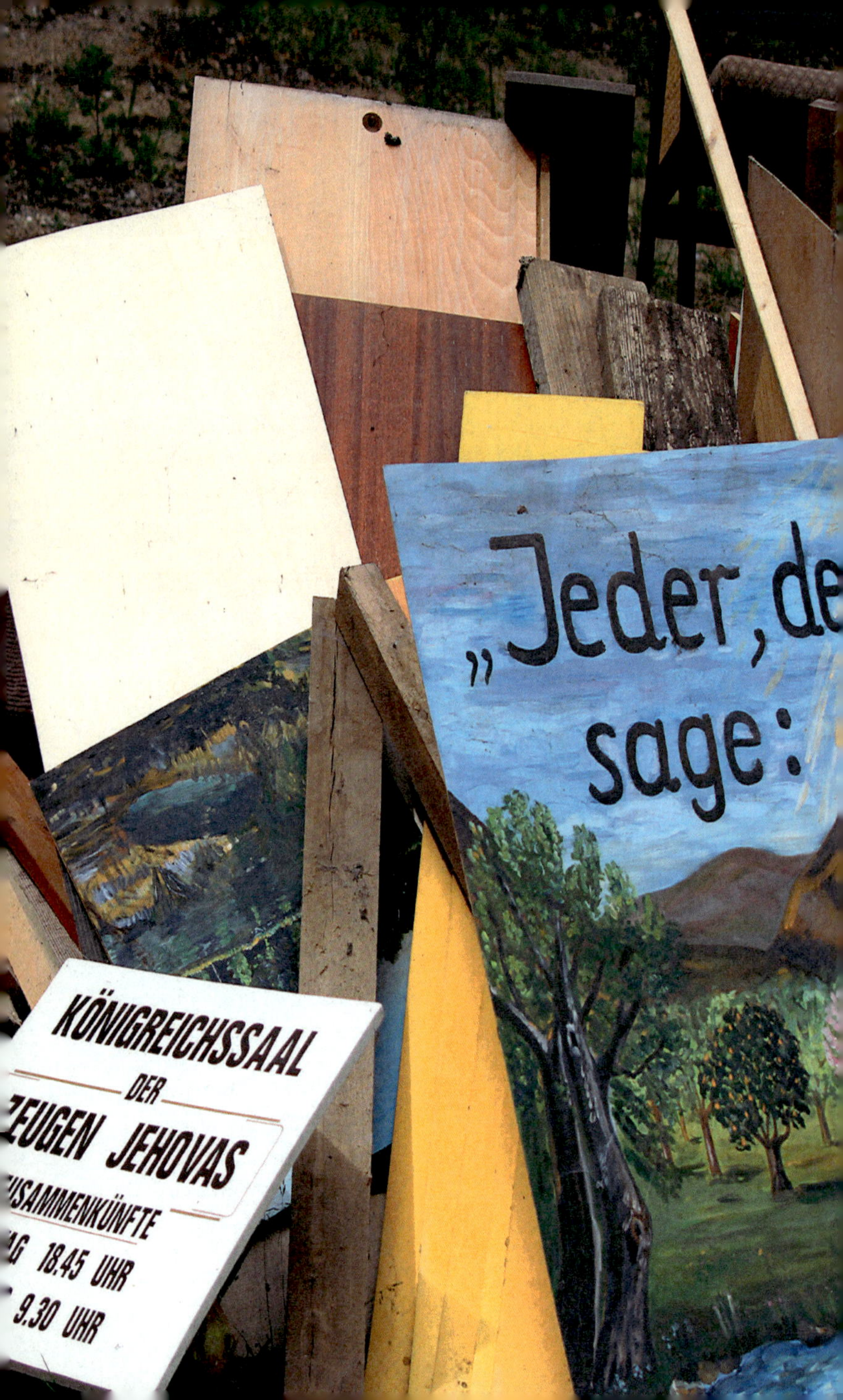
„Jeder, de
sage:
KÖNIGREICHSSAAL
DER
ZEUGEN JEHOVAS
USAMMENKÜNFTE
AG 18.45 UHR
9.30 UHR

nicht angegeben. Für sie bedeutete dies viel Kälte zu ertragen, wolle sie nicht die Elektroheizung nutzen. Kälte wiederum bedeutet für sie Re-Traumatisierung. Sie musste die Heizung anmachen. Die Vorbesitzer des Hauses versteckten den Müll vor ihr. Sie selbst war es, die den Müll der Zeugen Jehovas mit Freunden beseitigte.

Mehrmals bat sie das Amt um Hilfe, um gegen diese Machenschaften vorzugehen. Ihr wurde nur erklärt, dass es jetzt ihr Haus sei und man sich nicht einmischen möchte. Mein Haus - wie das klingt, sagt sie oft und weiß nun auch um die Unfähigkeit der Kapitalisierung. Sie weiß auch, dass ein eigenes Haus unterhalten werden muss, denn sonst droht das Eigentum zu scheitern.

Sie ist mit diesem Haus gescheitert.
Ja, sie gibt sich selbst die Schuld, weiß um ihre eigenen Fehler und steht zu diesen. Ein eigenes Haus ohne einen Cent Eigenkapital ist unmöglich. Das fängt beim Rasenmähen an und hört bei der Sanierung auf. Sie konnte nicht mehr und geriet dort mehr und mehr in Gefahr. In Gefahr um ihre Gesundheit und nicht zuletzt auch in Gefahr um ihr Leben. Diese Kapitalisierung half ihr nicht, sondern schadete ihr. Das kann nicht das Anliegen einer Kapitalisierung sein. Überall, wo sie mit ihren Sorgen hinkam, hieß es: „Tut uns leid, aber dieses Problem hatten wir noch nicht – Sie sind unser erster Fall." Sie hatte nichts dagegen, der erste Fall zu sein, aber leiden wollte sie darunter nicht. Nun ist sie dabei ihre Haut zu retten, weil sie ganz alleine für ihre Eigenen, aber auch für die Fehler der Anderen, geradestehen muss. Manchmal weiß sie nicht, wie sie das ***Alles*** alleine aushalten soll.

Das Bild zeigt nur den Müll der Vorbesitzer und es kam noch viel mehr dazu.

Körperlichkeit

Nicht selten kommt es vor, dass sie in den Wald geht. Wenn sie dann dort auf ein Blatt schaut, muss sie an ihre Haut denken – noch immer ist das so. Oft blickt sie in den Spiegel, auf ihre zerknitterte Haut, die bei jeder Berührung zu platzen droht. Vor jedem Gang zum Spiegel begegnet ihr noch die Hoffnung, diesmal könnte es anders sein. Stolz, nein, stolz ist sie nicht. Die Bedeutung dessen wiegt schwer, oft zu schwer. Stark muss sie sein, für sich und der aufgemischten Körperlichkeit. Hart ist sie geworden, nicht nur zu sich selbst. Mit ihren Fingern berührt sie die Spuren der vergangenen Jahre – Opferentschädigungsjahre, die sich tief verwurzelt haben, sich decken mit dem weißen Blut, das unter ihrer Haut bedrohlich fließt.

Es ist soweit, denkt sie, es ist soweit. Nimmt Platz in sich, um keiner Wut den Raum zu lassen.

Sie wussten, dass ihre Körperlichkeit anders ist, noch inniger – irgendwie bewusster. Sich dessen bewusst zu sein ist eigentlich etwas sehr Vertrautes. *„Komm näher"*, sagte die Eine – *„Warum?"*, fragte die Andere. *„Weil meine Haut zerrissen ist."*

Sie sah ein, mit zerrissener Haut lebt es sich schlecht. Die Worte der Einen kamen über die der Anderen. Angst vor dem Vater, vor seiner Erscheinung, vor seinem Erscheinen, machte ganzen Sätzen Platz. Die Eine konnte so nicht mehr leben und bat um Aufnahme in den Körper der Anderen. Aufnahme bedeutet Verschmelzung der Häute. *„Wir müssen warten"*, sagt die Eine zur Anderen. *„So lange warten, bis die Harmonie zwischen den Häuten passt."* *„Ja, bis sie passt."*
Beide spürten den Moment – dass es so weit war, für sich ins Eins zu gehen.

Verbrechen am Kind Astrid

„Komm Kleines“, sagte er zu ihr, oder „Astrid!“, wenn er etwas mit Nachdruck wollte. Vom Klang her konnte sie den Namen ***Astrid*** nicht mehr hören und stellte einen Antrag auf Namensänderung.
Oft fragt sie sich, warum das nächste Amt diese Tatsache – eine amtliche Tatsache - nicht berücksichtigte. Sie änderte nicht nur den Vornamen, sondern auch den Geburtsnamen. Sie wollte nicht heißen wie er. Wie schon gesagt, sie änderte ihn amtlich mit Urkunde.

So ohne Weiteres geht das nicht, denn bevor so eine Änderung stattfindet, braucht es triftige Gründe und Beweise. Die Beweislage ihrer Aussage dauerte ein ganzes Jahr. Ein Jahr für diese Bearbeitung ist für sie völlig okay. Fünf Jahre um eine Entschädigung zu kämpfen ist für sie nach wie vor nicht okay – und schon gar nicht bei dieser erdrückenden Beweislage. Selbstverständlich will die Politik davon nichts wissen, denn dann müssten sie was ändern, verändern und vor allem zugeben – ihre eigenen Fehler zugeben.

Ihr Vater sitzt in einer forensischen Klinik, doch sie ist in der Beweispflicht, sie als Betroffene sexualisierter Gewalt, oder wenn man so will, sie als Opfer. Aus der Opferrolle heraustreten fällt schwer, wenn die Politik sie immer wieder dort hineindrückt.

Ihr Vater brachte sie in das kalte Loch, so nennt sie ihr Gefängnis aus der Kindheit. So nennen die Innenfreunde ihr Gefängnis. Eine Spätfolge dieser Qualen, denn sie hatte als Kind oft eine Nierenentzündung. Diese Erkrankung reicht nicht – auch nicht die drei Aussagen von unabhängigen Ärzten. Sie hat noch immer nicht die Entscheidung auf ihren gestellten

Antrag für eine Höherstufung bekommen. Das kalte Loch bleibt damit weiter in ihren permanenten Gedanken. Sie wird völlig ignoriert, bekommt auf nichts eine Antwort, oder eben nur solche wie: „Sie haben doch alles bekommen. Sie haben doch alles ausgeschöpft." Als ob es darum geht… sagt sie, denn das sind verschiedene Dinge, die von den Ämtern in einen Topf geworfen werden. Was sie bekam, ist nicht genug – nicht genug für ein Menschenleben.

Nun steht sie da und denkt, ob Springen eine Lösung ist, und will schon Anlauf nehmen…

Urkunde über die Änderung der Vornamen und des Familiennamens

Vornamen, Familienname, ggf. Geburtsname

Astrid Rosa Wahl, geb. Kindt

geboren am | in

27.12.1957 | Neubrandenburg

wohnhaft in (Ort, Straße, Hausnummer)

17036 Neubrandenburg, Leibnizstraße 7

führt an Stelle des/der bisherigen Vornamen(s)

Astrid Rosa

den/die Vornamen

Marthe Liza Sophie

und führt an Stelle des bisherigen Familiennamens

Wahl, geb. Kindt

den Familiennamen

Wahl, geb. Stein

Die Namensänderung erstreckt sich nur auf die hier aufgeführte Person.

Ort, Datum

Neubrandenburg, den 2. Mai 2008

Behörde, Aktenzeichen

Stadt Neubrandenburg, Der Oberbürgermeister

Unterschrift, Dienstsiegel

STADT NEUBRANDENBURG

(Peter Börs)

Die Namensänderung ist wirksam seit dem

2. Mai 2008

Ort, Datum

Neubrandenburg, den 2. Mai 2008

Behörde

Stadt Neubrandenburg, Der Oberbürgermeister

Unterschrift, Dienstsiegel

STADT NEUBRANDENBURG

(Peter Börs)

Das kalte Loch

„Komm Kleines", flüstert er, fast nicht zu hören, so als fühle er sich im Vorfeld schon ertappt.
Da sprechen Menschen von Verzeihen, obwohl noch immer Kinder sterben, sterben in so kalten Löchern. Er nimmt sie an die Hand, als fürchte er um ihren Verlust. So muss es gewesen sein, denn ohne sie kann er seine kranke Fantasie nicht ausleben. Sie ist Mittel zum Zweck.

Angekommen am kalten Loch, muss er sie mit Gewalt hineinstecken. Angst macht sich bei ihr breit, so schlimm, dass ihr gelber Körpersaft den Weg über ihre Beine zum Boden sucht. „Du musst still sein!", schreit er sie an, „Sei ganz still, und wenn du das nicht bist – wird die Oma sterben." Sie ist still. Denn sie glaubt ihm jedes Wort, jedes. Mit ihrer Todesangst schiebt sie ein weiteres ***Ich*** von sich ***Selbst*** auf eine andere Nervenbahn, im eigenen Körper. Sie tut es, um nicht zu sterben – nicht bewusst – instinktiv. So ist sie in der Lage sich viele Male das Leben zu retten. Noch immer ist sie dabei ihre Haut zu retten, und damit auch ihr Leben.

Das Nichteingestehen in gemachten Fehlern durch Behörden, durch die Politik, führt sie oft an den Rand der Verzweiflung. Sie ist sicher, Behörden nehmen das nicht ernst. Sie ist unbequem und wer unbequem ist, wird eben einfach ignoriert. Ehrliche Antworten sind ja auch unbequem.

»***Abgelehnt***«, stand auf dem Stempel der Behörde.
„Ich kann das aushalten", sagte die Dame durch den endlosen Schlauch der Telekom. „Was aushalten?", schrillte sie durch die Leitung. Die Dame vom Amt machte ihr klar, dass es ihre Tränen sind. Doch wenigstens die wollte sie für sich haben und unterbrach die Schlauchverbindung.

Das ist das Aus, denkt sie und hält sich bei den Schultern – Trost von eigener Hand. Nun ist es gut, dass sie ihre Hände spüren kann. Immer wieder hämmert sich der Satz – ***Genug ist Genug*** – in ihren Kopf und nimmt Platz wie ein Gast der noch nicht weiß, wie lange er bleibt. In der Zwischenzeit ist er ein Dauergast und mag nicht gehen. Sie wird ihn vor die Tür setzen, sehr bald. Noch einmal liest sie den Satz… Abgelehnt, weil das Leid nicht groß genug ist. Kein Mensch kann wirklich wissen *wie* groß das Leid eines Menschen ist, dessen ist sie sicher.

Sie schrieb einen offenen Brief und wollte verändern…

Offener Brief an die Politik

Sehr geehrte Damen und Herren, sehr geehrte Ärzte, Sozialarbeiter, Neurologen, Psychiater, Wissenschaftler, Therapeuten, Politiker und wer sich angesprochen fühlt,

offensichtlich ist es möglich, das Leid eines Menschen in Zahlen zu werten und zu bewerten.

Wir als Betroffene von sexualisierter Gewalt empfinden das als erneute Demütigung. Dies setzt unsere Glaubwürdigkeit auf ein unteres Level und wiegt die Täter in Sicherheit.
Durch unsere verdrängten Erinnerungen, weil diese nicht aushaltbar sind, werden wir spätestens dann erneut einer zusätzlichen Qual ausgesetzt, falls wir uns entscheiden, den Weg nach dem Opferentschädigungsgesetz für uns in Erwägung zu ziehen. Die Täter können nicht mehr zur Verantwortung gezogen werden. Wir als Betroffene werden in die Beweispflicht genommen und falls die Täter noch leben ist es an uns, ihre schrecklichen Taten zu beweisen. Was die Täter nicht mehr müssen, wird uns also zur Last gelegt. Sollte uns

das gelingen, müssen wir erneut unser daraus resultierendes Leid beweisen – und das in Zahlen, prozentual.

Leid ist also messbar?

Was ist mit Betroffenen von sexualisierter Gewalt, die noch nicht darüber sprechen können? Viele schämen sich, weil das Verständnis bei Ihnen, sehr geehrte Damen und Herren, in Zahlen eine Bewertung findet. Wer sich für diesen Weg entscheidet, geht ihn oft über viele Jahre. So ist der Mensch, der sich an all das Schreckliche erinnert, täglich mit dem Gesetz der Opferentschädigung konfrontiert. Es werden Fragen gestellt, »Wo wohnen die Zeugen heute?« Wie soll der Betroffene das wissen? Doch der Betroffene muss ja diesen Antrag nicht stellen und viele tun das auch nicht. Unsere Frage an Sie – muss das Opferentschädigungsgesetz nicht im Sinne ***für*** *die Betroffenen verändert werden, sodass Wartezeiten von 10 Jahren nicht mehr Realität sind?*

Ist Leid zu messen, sehr geehrte Damen und Herren?

Marthe Wahl

Wahrheit und Traurigkeit

Sie wollte die Wahrheit wissen. Sie wollte um das *Warum* wissen. Warum ist es um den Opferentschädigungsantrag noch immer so schwer, gelebte Jahre schwer, verlorene Jahre schwer, nicht vergessene Jahre schwer - für fünf Jahre 660 Euro Zinsen schwer.
Schwer ist auch so ein Wort, denkt sie, welches sich nicht in Zahlen auflösen lässt, jedenfalls nicht wirklich. Hingehaltene Jahre in denen sie ihr Leben gab. Verbissen kämpft sie noch immer, um ihre eigenen Fehler und um die Fehler der Anderen, um das Weiche, das sie auf dem Weg verlor. Stück für Stück will sie es zurückholen, oft nicht mehr machbar und das Wort »*Verzeihen*« kommt so schwer, so schwer.

Traurigkeit

Traurigkeit

Ich bin so traurig,
weil Menschen nicht verstehen.
Ich bin so traurig,
um des lieben Friedens Willen.
Ich bin so traurig,
weil nur der Fehler des Einen zählt.
Ich bin so traurig,
weil ihr wegschaut.
Ich bin so traurig,
weil ich so welke ohne euch.
Ich bin so traurig,
weil ich krank geworden bin.
Ich bin so traurig,
so traurig.

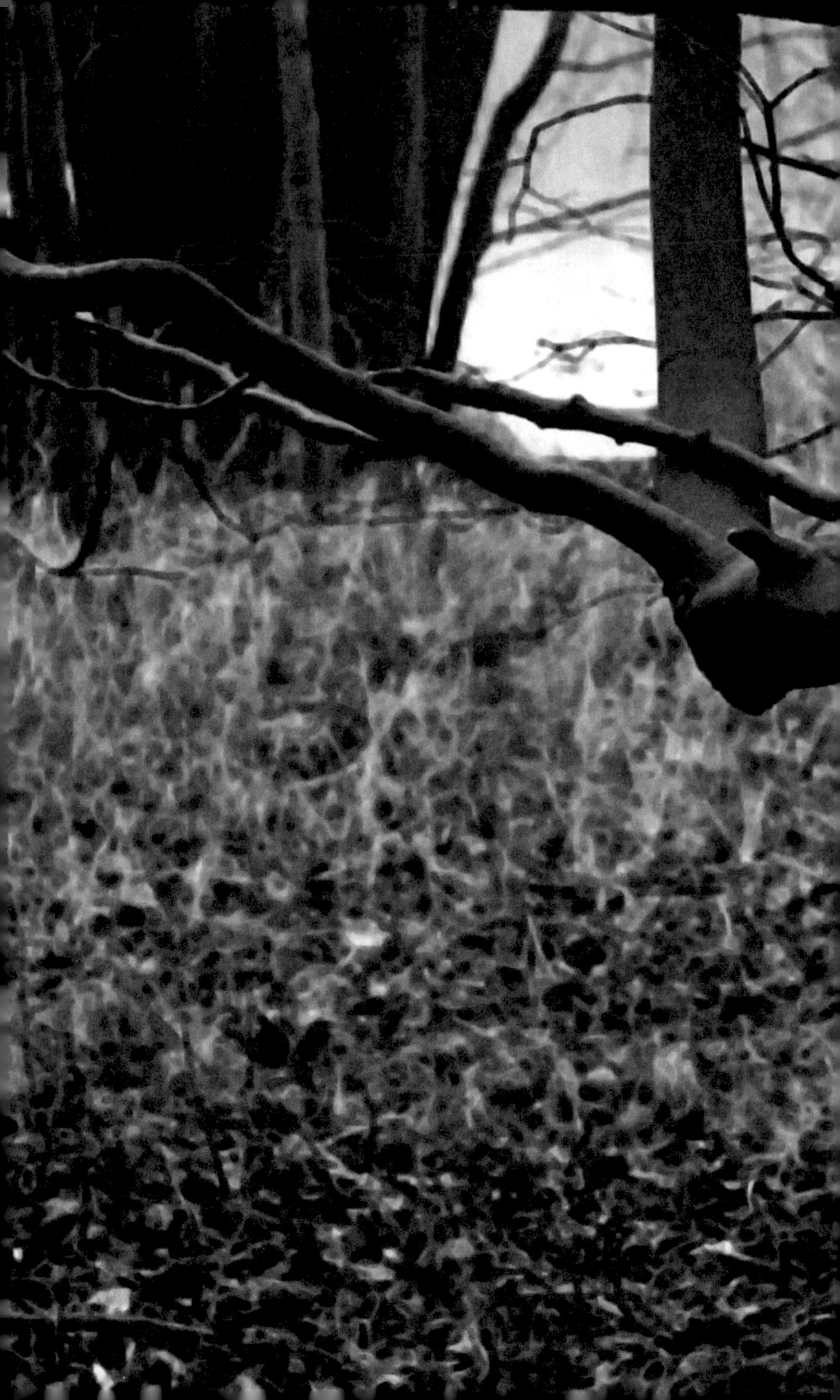

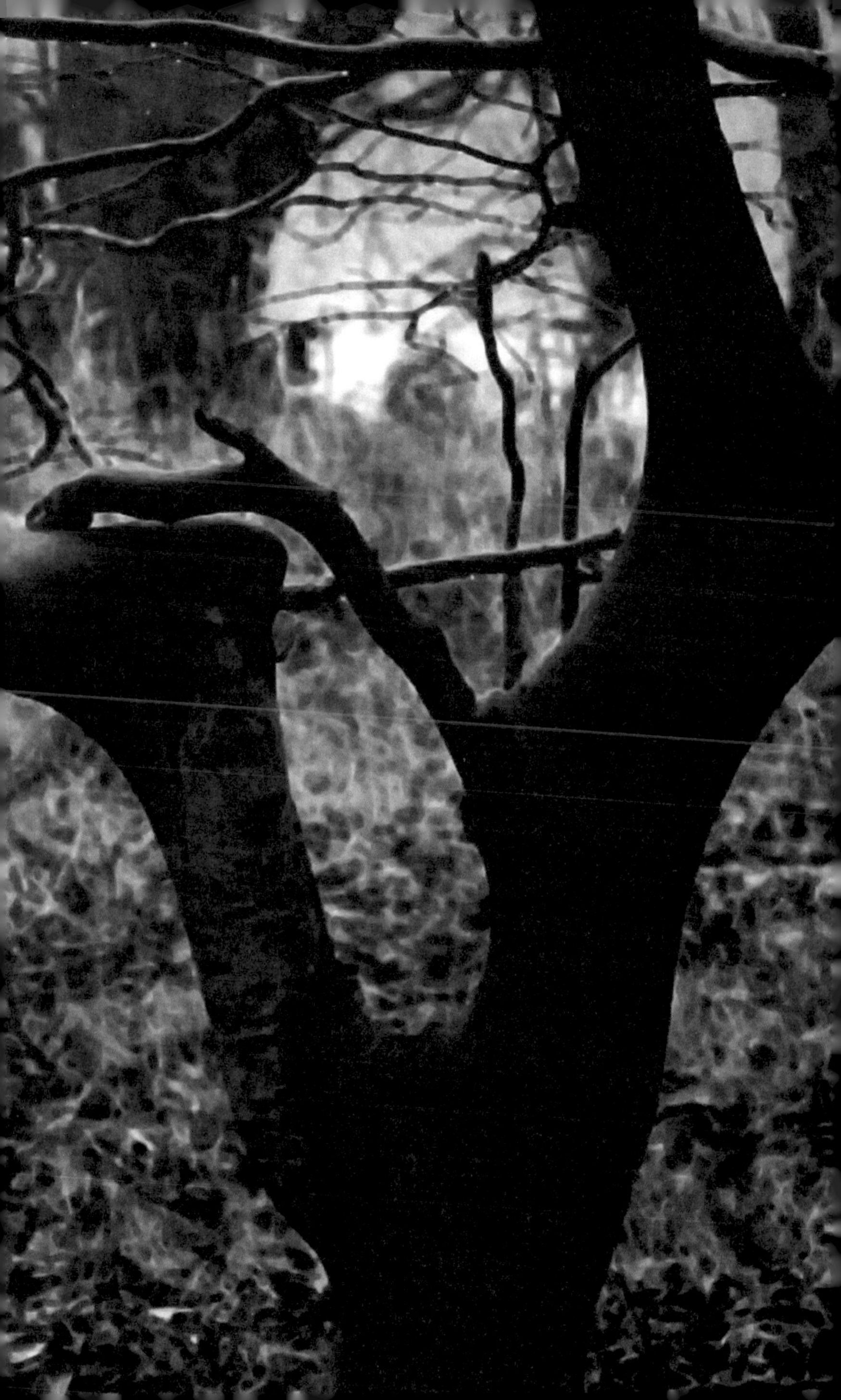

Lori

Sie ist ganz blau und vorne fehlt ein Zahn.
„Wie hat sie das gemacht?", fragt der Arzt. Er antwortet: „Ach, sie ist immer so ungeschickt und fällt ständig hin. Diesmal ist sie mit dem Fahrrad gestürzt."
„Die blauen Flecken hat sie doch schon länger…", sagt der Arzt.
„Ja, ja sie fällt sehr oft hin.", sagt er.
Der Arzt schaut sie an und fragt: „Stimmt das?"
Sie nickt, denn er hat ihr verboten, etwas anderes zu sagen. Sie muss an die Zange denken, an sein Doktorspiel wie er es nannte.

Im Augenblick des Aushaltens, von Schmerz, der so unbeschreiblich groß war – noch immer so groß ist, zieht sie sich zurück und **Lori**, eine Innenfreundin wurde auf einer anderen Nervenbahn im eigenen Körper geboren. So rettete sie ihr das Leben. Lori, die den Schmerz weiter erträgt, bis sie den abgebrochenen Zahn im Mund hat. *Sie hatte nie ein Fahrrad.*

Lori konnte nie richtig sprechen. Lori stotterte sich über die Zeit die sie hatte, wenn sie vorne war. Lori war nicht gerne vorne, aber wenn er dieses Spiel wiederholte, konnte nur Lori das aushalten. Vorne ist immer der Innenfreund, der am stärksten die Lebenssituation erträgt. Nach ihren Erinnerungen bat Lori um die körperliche Verschmelzung. Eine Verschmelzung kann nur in völliger Harmonie stattfinden. Diese Verschmelzung geht auch nicht mit jedem Innenfreund, weil genau das für den gemeinsamen Körper, so wie sie es nennt, zu viel wäre. Ihr körperliches System würde gnadenlos zusammenbrechen. Automatisch übernimmt sie das Können, die Krankheit und das Talent, der anderen Haut. Irgendwann nutzen beide die Situation einer völligen Harmonie für sich und ihre Häute werden Eins. Danach war sie lange Zeit krank – sie stotterte wie Lori und konnte das nur mit fremder Hilfe überwinden.

Bea – eine Außenfreundin

Bea ist eine Außenfreundin. Bea ist aber auch Frau Müller, und Frau Müller begleitet Kinder und deren Eltern wenn es zu einem Prozess kommt, in dem das Kind Opfer einer Gewalttat wurde.
Als sich die beiden Frauen kennenlernten, begleitete Frau Müller auch Erwachsene zu so einem Prozess. Da es bei ihr ja zu so einem kommen sollte, vertraute sie sich Frau Müller an. Sie machte viel – sie war die Sprecherin vom Stammtisch gegen Gewalt in Neubrandenburg und sie war die Sprecherin von drei Selbsthilfegruppen. An einem Stammtischabend wurde aus Frau Müller eben Bea. Wenn man zusammenarbeitet ist die Vertrautheit eine andere, behauptet sie. Egal was auch geschah, Bea wusste immer Rat. Oft ging es nur um Kleinigkeiten. Sie entdeckte eine Pflanze am See und konnte sie nicht erreichen. Bea schwang sich auf ihr Fahrrad und holte ihr diese Pflanze und machte sie für diesen Tag zu einem frohen Menschen. Bea war auf fast jeder Lesung im Boulevard-Café in Neubrandenburg. Manchmal sah sie eine traurige Bea, weil *sie* wieder einmal an alles Mögliche zweifelte. Das passiert ihr noch immer, denn Vertrauen hat sie nie gelernt und oft nervt es sie selbst. Immer hielt Bea zu ihr und jetzt, wo sie den Schritt aus der Kapitalisierung wagte, schreibt Bea den Satz: „Starke Leistung von Dir." Sie freut sich auf ein Treffen mit ihr. Dieser Satz - „Starke Leistung von Dir" - bedeutet ihr so viel, so viel.

Sie ist dankbar für ihre Freundin Bea.
Bea, die immer hilft. Selbst dann, wenn für einen Anwalt, der glaubt, er sei der Größte, das Geld fehlt. Ein Anwalt, der einen Kindsmörder vertritt und ihr Geld behält, weil sie sich umentscheidet. Arbeit hatte er für sie nicht geleistet, doch aufgelistet schon. Bea versteht das auch nicht und ist einfach eine gute Freundin.

Die Angst der Innenfreunde

„Warum gehen wir zu diesem Stein?“, fragt Katharina und meint, da wohnt der Teufel. Sie, als der Coach von allen Innenfreunden, erklärt, dass es keinen Teufel gibt, jedenfalls keinen, der ihnen Böses will. Katharina meint den Teufelsstein in Lubmin. Die Sage besagt: »Der Teufel wollte mit Wucht die Kirche treffen, doch der Stein fiel vorher runter. Ein Stück brach ab und traf den Kirchturm – und darum ist der heute schief.«
Katharina und einige Innenfreunde denken, er – ihr Peiniger – ist zurück, denn oft nannten die Innenfreunde ihn Teufel.

In einem Gedicht schreibt sie den Satz und erinnert sich an die schwarze Erde, unter der sie begraben lag – so schlimm ist selbst der Teufel nicht. Es brauchte eine ganze Nacht, den Innenfreunden die Sage zu erklären.

Der NDR veröffentlichte ihr Foto vom Teufelsstein. Sie ist dankbar dafür, weil auch das hilft, ihren Innenfreunden zusätzlich die Angst zu nehmen.

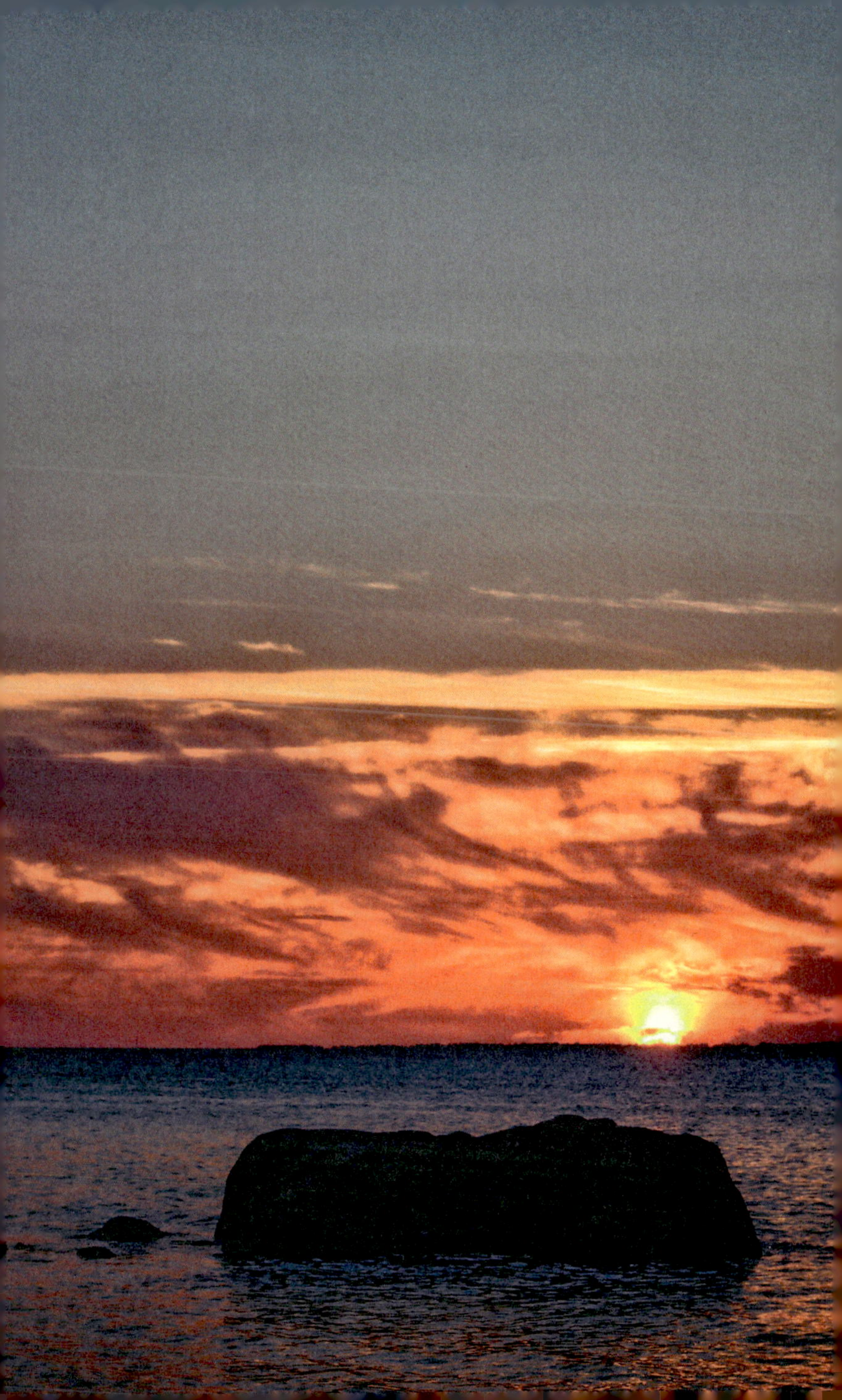

Wo ist das kleine Mädchen?

Er hatte ein Fahrrad mit Stange. Er befahl ihr, sich auf die Stange zu setzen und noch ein kleines Mädchen passte darauf. Eine ganze Weile schob er die Mädchen, bis er den Wald sah. Im Wald angekommen nahm er sie Huckepack und spielte, wie er es nannte, eine Runde reiten. Das andere Mädchen setze er am Baum ab, mit den Worten: „Danach bist du dran." Sie saß nicht lange auf seinen Schultern – dann war das andere Mädchen dran. Auch sie musste am Baum warten.

Irgendwann, es wurde schon dunkel, kam er ohne das kleine Mädchen zurück. Bis heute ist ihr unerklärlich, wo das kleine Mädchen geblieben ist. Warum wird oder wurde es nicht vermisst? Die Leute sagten, „Vielleicht war sie ein Kind mit viel Fantasie?!" – Sie schämt sich wegen dieser Sätze, denn ihr Vater sitzt noch immer in einer forensischen Klinik.

„Er gilt noch immer als sehr gefährlich", so die Aussagen der Polizei.

Frieden

Lange Zeit lebte sie bei ihrer Großmutter. Auch er fand nach jedem Gefängnisaufenthalt bei seiner Mutter Unterschlupf. Sie erinnert sich daran, dass ihre Großmutter eine Holzkelle mit einer Zwiebel einrieb. Sie tat das, damit die Kelle kaputt geht, wenn er sie damit schlägt. Sie ging immer kaputt.

Es gab einen Tag des Friedens, der mit großen Schmerzen für ihn verbunden war. Er hatte Zahnschmerzen und ließ sie an diesem Tag in Ruhe. An diesem Tag hatte sie Frieden, Frieden.

Das Licht in der Nacht

Seit ihren Erinnerungen brannte auch in der Nacht das Licht. Sie hatte Angst – immer hatte sie Angst. Manchmal versuchte sie das Licht zu löschen, doch dann war überhaupt nicht an Schlaf zu denken. Schlimmer wurde es, als sie durch die Medien erfuhr, dass Sexualstraftäter aus der Sicherheitsverwahrung entlassen werden. Dann hörte sie die Nachricht von entflohenen Tätern. Das war eine Zeit, wo ihre Sicherheit im Bett nicht sicher war. Ein Polizist sagte zu ihr: „Kommen Sie nicht in seine Nähe, dieser Mann ist gefährlich." Als ob sie das nicht weiß. Jetzt ist sie aus dem Haus, welches sie durch die Kapitalisierung bekam, ausgezogen und zum ersten Mal seit ganz langer Zeit kann sie ohne Licht schlafen.

Sie fühlt sich ***Zuhause***.

Das Boulevard-Café

Sie weiß nicht mehr, wie oft sie an diesem Café vorbeiging, um mit den Gedanken zu spielen, dort einmal zu lesen.
Einen fremden Menschen darum zu bitten war für sie nicht leicht. Irgendwann nahm sie allen Mut zusammen und legte sich die Worte zu Recht.
Sandra, die Chefin des Hauses, musste nicht lang überlegen und sagte sofort zu. Sandra schenkte ihr das Vertrauen, welches so nötig war für diesen Beginn. Ihr erster Flyer war ein DIN A4-Zettel, in die Scheibe gehängt. Die Zusage von Sandra machte auch, dass sie zu Laufen begann. Das war nur möglich mit der Hilfe aller, die dort arbeiten. Immer konnte sie sich auf diese Menschen dort im Café verlassen.
Verlassen konnte sie sich auch auf Stefan Wegner aus dem Laden *Einklang*. Was immer sie auch für eine Lesung brauchte – und sei es nur eine neue Klangschale – Stefan besorgte es auf den Punkt.

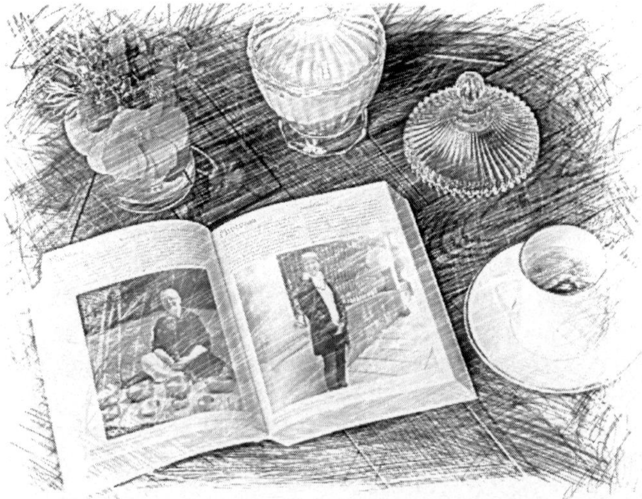

Die andere Ärztin – eine Außenfreundin

Die etwas andere Ärztin ist ihre Freundin Silke. Ihre Freundschaft begann, als sie aus Neubrandenburg wegzog. Silke wusste nicht wirklich was es bedeutet eine multiple Persönlichkeit zu sein. Keiner der Ärzte die sie kennenlernte konnte das zugeben. Sie hätte das verstanden.
Silke gab das zu und wollte wissen. Nicht etwa, dass sie sie benutze, für das eigene Lernen. ***Nein***, sie opferte ihre Zeit wenn sie Sorgen hatte – und die hatte sie fast immer. Ob es gesundheitliche Sorgen waren, Silke hörte zu.
Ganz offen gab sie zu, dass es ihr in der Öffentlichkeit unangenehm sei mit einem Kind durch die Gegend zu laufen, welches aussieht wie eine Erwachsene. Sie sprach nur aus, was andere Menschen denken. Eines Tages bekam sie von Silke ein Geschenk. Es war ein Tuch mit vielen Vögeln drauf. Ganz geschickt war ein kleines Kärtchen dabei. *»Für das kleine Mädchen, welches die Vögel so mag«*, stand da.

Es ist noch immer schwer für die Menschen mit einem Kind umzugehen, das aussieht wie eine Erwachsene. Neulich sagte Einer: „Wir alle denken uns ja mal einen imaginären Freund aus.“ Doch so ist das nicht. Eine multiple Persönlichkeit denkt sich keinen Freund aus, sondern splittet ein weiteres ***»Sich Selbst«*** ab - in der größten Not, quasi im Überlebenskampf. Das ist kein Wunschdenken, sondern ein Überlebensmechanismus im eigenen Körper, in der eigenen Seele. Silke hat das in der Zwischenzeit verstanden. Sie gibt zu, auch an Silke sehr oft gezweifelt zu haben und konnte diese Zweifel nur mit der Geduld von Silke überwinden.
Diese Freundschaft hat Bestand, weil sie Hürden meistern kann mit der nötigen Offenheit.

Michi

Michi hat Hunger und nimmt sich einen Apfel vom Teller. Viele Äpfel liegen drauf, die vorher gut sortiert wurden. Keiner hat zu ihr gesagt, dass sie den Apfel nicht nehmen darf. Er schaut Michi von Weitem zu – sie kann es spüren. Ihr Hunger ist größer als die Angst vor dem, was kommt. Das was kommt, weiß sie durch seine Blicke im Rücken. Michi kann den Apfel nicht zu Ende essen und landet in einer großen Holzkiste. Diese Kiste hat Luftlöcher, extra für Michi. So bleibt Michi am Leben und hat bis heute nur einen Wunsch - Sie möchte den Apfel mit einem Freund zu Ende essen.

Der letzte Versuch scheiterte an der Wahrheit des Anderen, den Apfel vergessen zu haben. Mit ihrem Wunsch bleibt Michi weiter allein.

Sie schreibt für Michi das Gedicht: Es ist das Wir im mir.

Es ist das Wir in mir.

Es ist Nacht.
Es ist die Nacht,
die mich so unruhig werden lässt.
Es ist das tiefe Blau,
so mit den Sternen und dem Glanz.

Es ist das Drahtseil unter meinen Füßen,
die Rillen ziehen in meine Haut.

Es ist das Zarte,
das noch wachsen will
in diesen vielen Jahren.

Es ist der Bruch in mir,
der jetzt zum Vorschein kommt.
Es ist die Angst,
dass er nicht heilen wird.

Es ist der Regen,
der sich sanft in meinen Augen füllt.

Es sind die Worte,
die nicht schützen können.

Es ist die Erde,
die mich zu sich lässt.

Es ist das Wir in mir.

Der Apfel fällt nicht weit vom Stamm

Oft hört sie den Satz: „Der Apfel fällt nicht weit vom Stamm." Nicht etwa in ihrem direkten Zusammenhang – und doch regt es sie permanent auf, wenn sie diesen Satz hört. Dieser Satz hat für sie die Bedeutung genauso zu sein wie ihre Eltern, nämlich voller Gewalt. Sie ist der Meinung, dass man so eine Kette durchbrechen kann oder muss. Der Mensch hat immer die Entscheidung, so zu werden wie er möchte. Mal mit mehr Anstrengung, oder auch mit weniger. Sie sagt auch, die Tatsache Opfer sexualisierter Gewalt zu sein, macht sie nicht zum besseren Menschen, aber sie ist auch nicht schlechter als andere Menschen.

Sozialistisches Recht

Unter *»Unser sozialistisches Recht«* in der damaligen DDR-Zeitschrift *Freie Erde* – die heute *Nordkurier* heißt – fand sie folgenden Artikel im Archiv, welcher noch nicht digitalisiert war.

UNSER SOZIALISTISCHES RECHT

Maria K. vernachlässigte ihre Kinder

Die ganze Gesellschaft bemüht sich in der DDR, die Sorge um die Menschen zu ihrem wichtigen Anliegen zu machen. Eine besondere Stellung hat die Sorge um die Erziehung unserer Jugendlichen und speziell der Kinder. Alle Erziehungsträger, besonders aber die Eltern, werden verpflichtet, ihre Aufgaben in vollem Umfang gerecht zu werden.

Wegen Vernachlässigung dieser Pflichten hatte sich die 37-jährige Maria K. vor der Strafkammer des Kreisgerichtes Neubrandenburg zu verantworten. Bei ihr nahm das Sich-nicht-Kümmern um ihre Kinder besonders krasse Formen an. Die inzwischen Verurteilte ist Mutter von vier Kindern, von denen noch zwei in ihrem Haushalt lebten. Die beiden anderen Kinder sind anderweitig untergebracht. Lothar und Carola hat die Mutter in der Weise vernachlässigt, daß sie sich nicht um ausreichende Ernährung der Kinder kümmerte. Sie ging nur unregelmäßig einer Arbeit nach, arbeitete auch über längere Zeit überhaupt nicht. Deshalb verdiente sie auch nichts. Die Kinder sind zu Nachbarn und Bekannten gegangen, haben um Essen gebeten und sich so zum Teil selbst beköstigt. Außerdem kümmerte sich Maria K. auch nicht darum, ob Lothar regelmäßig zur Schule ging. Sie ließ die Kinder oft tagelang allein, so daß sich die neun- und zwölfjährigen Kinder selbst überlassen waren. Dieses geschah auch im Winter. Die Kinder blieben ohne Nahrungsmittel und Heizmaterial. Das Referat Jugendhilfe, die Nachbarn und andere staatliche Organe kümmerten sich um eine einigermaßen ausreichende Betreuung der Kinder und versuchten, die Mutter auf ihre Pflichten hinzuweisen. Sie aber zog es vor, sich bei Gaststätten, bei Bekannten und bei verschiedenen Männern aufzuhalten. Die Verurteilte gefährdete damit das geistige und sittliche Wohl ihrer Kinder und die öffentliche Sicherheit und Ordnung. Aus diesen Gründen verurteilte die Strafkammer des Kreisgerichtes Neubrandenburg Maria K. zu einer Freiheitsstrafe von einem Jahr und sechs Monaten.

Se.

Maria K. ist ihre Mutter, die an einem Muttertag starb. In diesem Artikel geht es um ihre Geschwister und unterstreicht einmal mehr die Gefährlichkeit von Menschen, die ihre Kinder missbrauchen oder anders quälen. Sie lebte damals bei ihrer Großmutter und wurde von ihrem Vater gequält.

Beweise

Sie erbrachte sämtliche Beweise für die Gefährlichkeit dieser Menschen und trotzdem brauchte das Amt *fünf Jahre*, um ihr die Entschädigung zuzusprechen. Wenn sie diese Energie – es mit den Behörden aufzunehmen – nicht hätte, stände sie jetzt in der Gesellschaft als Lügnerin da. Sie fragt sich, was das für eine Politik ist, die das möglich macht. Wenn sie bedenkt, dass es Betroffene gibt die nicht mal diese Beweise haben – weil der Täter gestorben ist und es nie zur Anzeige kam, nie kommen konnte.

Der Verdrängungsmechanismus eines Menschen schützt den Menschen oft mit Vergessen. Setzt die Erinnerung ein, hat die Politik einen Schutzwall um den bzw. die Täter gezogen, denn die Verjährungsfrist schützt den Täter und bestraft das Opfer ein weiteres Mal. Mit der Würde eines Menschen hat das nicht viel gemein. Oft kann sie sich gegen diese Worte nicht schützen. Dann passiert es, dass sie malt oder fotografiert, um den inneren Druck, der auch durch die Außenwelt entsteht, einen Raum zu geben. So ist das Bild auf der nächsten Seite entstanden.

Das Bild zeigt einen Bach, der zur damaligen Zeit mehr Wasser hatte. Dort musste sie in einer bestimmten Zeit schwimmen und tauchen für Nahrung, die dann doch nicht kam.

Sterben

Du hast die Folter überlebt

Und stirbst mit jedem Wort

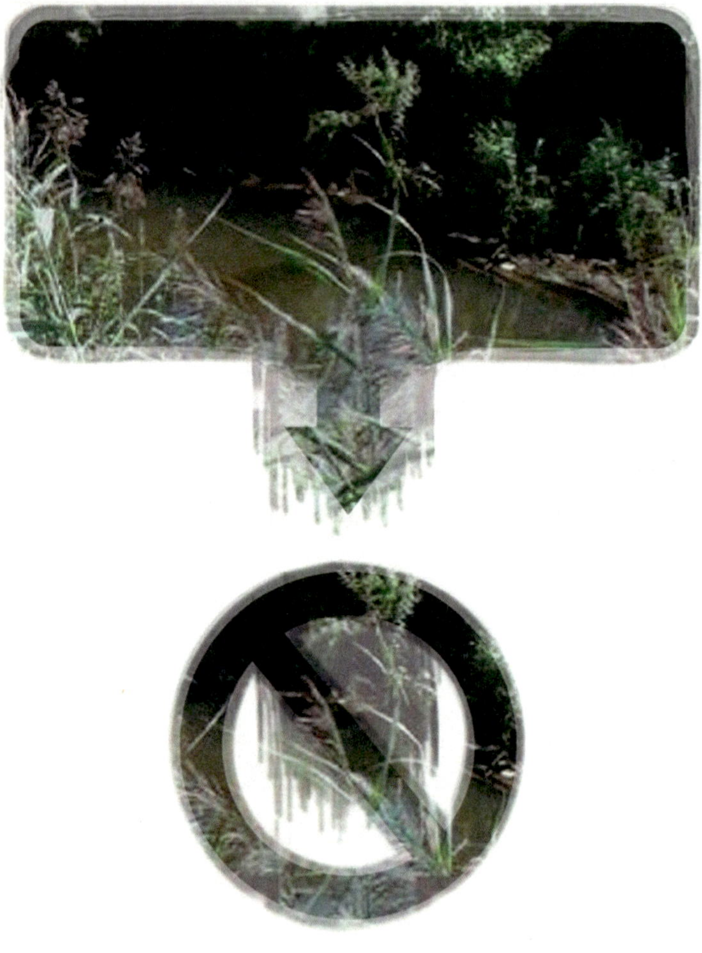

Auf und Ab

Langsam schlich sie über den Flur auf und ab, immer wieder. Sie hatte Angst und wollte eigentlich davon laufen. Erst war es die Suche nach Möglichkeiten, ohne Sorge die nächste Tablette zu schlucken. Reicht ihre Ration über das Wochenende oder muss sie sich was ausdenken wie Tabletten verlegt, oder ähnlich? Sie spürte keinen Hunger und keinen Durst, nahm über 70 Kilo ab. Irgendwann wechselte sie den Arzt und ging in eine Klinik. Jetzt waren es die Entzugserscheinungen, die ihr zu schaffen machten. Wenigstens bekam sie ein Einzelzimmer. Irgendwie spürte sie Verständnis für ihre Situation. In ihren Gedanken tippte ihr jemand auf die Schultern. Es war der Stationsarzt, der sie bat, vor Studenten Fragen zu beantworten. Warum nicht?, dachte sie, vielleicht sinnvolle Zeit.

Da saß sie nun vor den Studenten und einer der ersten Fragen war: „Warum schluckten sie diese Tabletten?" „Wegen der Panik.", antwortete sie. Dann folgten Fragen über das Thema Multiple Persönlichkeit und eine Frage vom Stationsarzt war: „Wenn sie die Nachrichten hören, spricht die Sprecherin persönlich mit ihnen oder sagt sie persönliche Dinge?" Ihre Antwort darauf: „Herr Doktor, ich höre die Nachrichten genau wie sie. Und wenn die Dame das Wetter ansagt, sagt sie nicht – Marthe zieh dich warm an…" Damit war das Thema der Schizophrenie vom Tisch.
Ein zweites Mal wollte der Stationsarzt, dass sie sich den Fragen der Studenten stellt. Sie musste wegen starker Entzugserscheinungen abbrechen.

Heute ist sie frei von solchen Medikamenten, welche die Ärzte oft leichtfertig verschrieben haben, ohne zu hinterfragen. Nur mit Eigenverantwortung kommt man da wieder raus und großen Willen muss man haben, um nicht rückfällig zu werden.

Manchmal denkt sie noch daran, besonders dann, wenn sie mit den Behörden um ihre Wahrheit ringen muss. Nein, aber Nein, denkt sie, denn in der ganzen Zeit geschah das Fühlen für sich und andere Menschen wie durch einen Schleier. Daran wäre sie auch mit Sicherheit gestorben.
Später, kurz vor der Entlassung fragte der Stationsarzt, ob sie einen Wunsch hätte – Ihre Antwort: „Fahren sie mich bitte zum Bahnhof…!?"

Sie fuhr dann doch allein.

Und immer wieder die Nacht

Und immer ist es die Nacht, die ihr so sehr zu schaffen macht, die selbst für den nächsten Tag verantwortlich ist. Wenn die Nacht gut war ohne weitere Vorfälle, kann der Tag ohne Hindernisse beginnen. Gab es Vorfälle bedeutet das für den Tag ihn gar nicht erst zu beginnen, weil die Angst davor und vor den Erinnerungen an diesem Tag so permanent in den Vordergrund rückt. Diese Tage nennt sie Nachthemdtage, weil sie das Bett nicht verlässt. Sie denkt andere Menschen haben vielleicht auch solche Tage und macht es nicht von ihrem Multi-Dasein abhängig.

Sie schrieb folgendes Gedicht:

Des Nachts, die Tränen sind so teuer

Es ist doch Nacht
Es ist die Nacht,
die Alles so infrage stellt.
Es war doch Nacht,
als er sich zu uns schlich.
Es ist so grausam kalt des Nachts,
obwohl die Sterne trotzdem sind.
Ich bin im Sein durch ihn verloren,
und zeige nun, dass ich so traurig bin.
Des Nachts, die Tränen sind so teuer
Der Tag lässt sie nicht zu,
ich bin im Tun ein Feuerball,
der rollt, obwohl er manchmal gar nicht mag.
So manche Träne rinnt davon,
die doch nur fließen wollte.
Es ist doch Nacht.
Es ist doch Nacht.

Der längere Hebel

Neulich sagte ein Freund zu ihr: „Du musst aufpassen, denn die da Oben sitzen am längeren Hebel.“ Ich weiß, sagt sie und macht weiter. Sie bekommt es jetzt schon zu spüren, dass die Wahrheit ihr nicht wirklich hilft. „Nicht immer musst Du Alles laut sagen.“, sagt der Freund noch, aber sie kann nicht anders. Eine andere Freundin sagte: „Wenn Dir etwas nicht passt und Du Dich ungerecht behandelt fühlst, dann musst Du Dich wehren. Heute kannst Du das tun, wozu Du als Kind nicht in der Lage warst.“

Kann gut sein, dass sie alles, was sie sich geschaffen hat, durch dieses ***»Sich wehren«*** wieder verliert, aber sie hat kein Problem damit ihre Sachen noch einmal zu packen, so lange der Ort stimmt.

DRITTER TEIL

Perlenkinder

Es war dunkel und kalt

Im Sein da bin ich Wir, sagt sie und meint ihre gänzliche Körperlichkeit. In ihr wohnen viele Innenfreunde, so nennt sie ihre Wohngemeinschaft im eigenen befindlichen System. Jeder Innenfreund ist ein Perlenkind, ein Lebensretter, *ihr Lebensretter.*

Es war dunkel und kalt, als er sich zu ihr schlich.

Er wollte lieb sein, aber lieb sein fühlt sich anders an, das weiß sie jetzt. Er wollte lieb sein mit seiner großen Gewalt. Es fühlte sich hart und kalt an, erinnert sie sich, als wäre es gerade erst passiert. Sie fand ihn schmutzig, denn er wusch sich selten. Er roch immer gleich, nach Schweiß und seiner durchsichtigen Flüssigkeit. Es war nicht nur die Flüssigkeit, die in ihm die Gewalt auslöste. Es war vor allem die Gier nach ihr, eine Gier, die das Kind in ihrem Körper, ihrer Seele tötete.
Etwas in ihr wollte leben und so teilte sich jede Gewalt in verschiede Persönlichkeiten auf, die zu ihren Innenfreunden wurden. Sie ist das größte Perlenkind und rollt den anderen voran. Die Macht über das eigene Kind verschaffte ihrem Vater Befriedigung. Er hatte Spaß daran, zu sehen wie lange sie den Schmerz ertrug. Er hatte Spaß am Leid seines Kindes. Seine Macht über sie ging so weit, dass er sie an die Lebensgrenze führte, den Tod erahnte sie körperlich.
Irgendwann kam es ihr so vor, als könnte sie mit dem Tod reden. Ein Gespräch in stiller Einigkeit über das Aushalten der Grenzen. Die Entscheidung über Leben und Tod hatte sie. Sie entschied sich für das Aushalten und erkannte instinktiv die Möglichkeit, in größter Not zu fliehen. Sie floh in ein nächstes Ich, im eigenen Dasein auf eine andere Nervenbahn, trennte sozusagen ein Stück von sich selbst ab. Nur so war ihr Überleben möglich, nur so. Egal, wo die Gewalt stattfand, in welcher Örtlichkeit auch immer.

Ihr Inneres war bereit sich abzusplitten. In der Schulmedizin nennt man das dissoziative Störung, oder Multiple Persönlichkeit. Von der Weltgesundheitsorganisation wurde diese Diagnose als Krankheitsbild anerkannt. Das bedeutet, dass sie ihr Leben mit ihren Innenfreunden teilen muss. Sie hat gelernt damit umzugehen und weiß um die Kommunikation mit dem eigenen Ich, welches auf die Gewalttaten aufgeteilt ist. Als sie begreifen konnte ein ***Wir*** zu sein, sprach sie sogar in der 'Wir'-Form. Heute weiß sie, dass genau das falsch ist. Nie können alle Innenfreunde gleichzeitig agieren. Immer nur einer kann gerade vorne sein. Demnach ist das 'Wir' in der Aussprache nicht richtig. Sie meint auch, dass das 'Wir' in der Aussprache gesellschaftliche Probleme nicht ausschließt, da sie ständig in Erklärungsnot wäre, um dieses 'Wir'. Das braucht Jahre des Begreifens, sagt sie.

Es war dunkel und kalt, als er sich zu ihr schlich.

Er schob die Decke weg, zog ihr das weiße Nachthemd aus und blickte von oben herab auf sie. Bevor er sich in ihr bewegte, fasste er sie überall an. Sie wollte schreien, aber mit seiner Hand auf dem Mund konnte sie das nicht. Ein rotes Tuch war Zeuge seiner Gewalt, war Zeuge für den Bruch in ihrer Haut, der nie heilen wird. „Stell dich nicht so an", sagte er oft oder er sagte: „Du bist geboren für den Papi." Er sagte wirklich 'Papi'. Später als einige Menschen davon erfuhren, sprachen sie Sätze aus wie: „Sie hat das doch gewollt."

Nie, nie hat sie gewollt, dass er sie berührt und nie, nie wollte sie ihn berühren. ***Sie war ein Kind.***

Freunde – ein Wort mit Verständnis

Ihre Scham des Erlebten ist so groß und fast nicht zu überwinden. Sie dreht das Gesicht zur Wand, als ihre Freundin mit ihr sprechen möchte. Freunde können sich schlecht abgrenzen und die Emotionen kochen hoch. Anders ist es bei fremden Menschen, wenn sie z.B. im Neubrandenburger Boulevard-Café liest. Auf dieser Ebene kann sie sich sehr gut bewegen und macht Abgrenzung möglich. Oft sogar vom Geschehen selbst.
Nicht immer liest sie. Manchmal ist es Johanna oder Sascha. Von den Außenstehenden bemerken das nur gute Freunde. Freunde – ein Wort mit Verständnis – Freunde, die kommen und gehen. Manchmal bleibt ein Freund. Freundschaft, die sich immer wieder im täglichen Umgang neu beweisen muss, im Verstehen des Anderen und nicht zuletzt in ihrem Multi-Dasein.
Menschen aus allen verschiedenen Schichten reduzieren sie gerne auf das »Viele-Sein«. Sie behauptet, multiple Persönlichkeiten leiden oft unter dem Aspekt der Uneinigkeit. Auch wenn diese Diagnose von der Weltgesundheitsorganisation anerkannt wurde, so glaubt längst nicht jeder daran, auch nicht jeder Arzt. Eine multiple Persönlichkeit ist damit in der Gesellschaft abhängig vom Glauben des anderen Menschen.

Es quälten sie starke Schmerzen, kaum aushaltbar. Sie suchte die Notfallambulanz in Neubrandenburg auf und geriet an einen Arzt, der die Diagnose Multiple Persönlichkeit nicht verstand. Seine erste Frage war, ob sie gefährlich sei. Sie konnte nicht reagieren und verabschiedete sich. Ihr letzter Besuch im Krankenhaus war erst kürzlich. Sie traf auf eine Notärztin die sich sehr gut auskannte und ihr ein Einzelzimmer besorgte. Auch das ist Rücksicht, sagt sie, denn ein anderer Patient muss ihren Wechsel der Persönlichkeiten nicht verstehen und schon gar nicht aushalten.

Der tote Vogel

Es war dunkel und kalt, als er sich zu ihr schlich.

„Komm raus da!“, brüllte er durch die verschlossene Tür. Sie hatte sich eingesperrt, eingesperrt, weil sie nicht mit in den Wald wollte. Nie wollte sie mit in diesen dunklen Wald. Er tritt mit dem Fuß gegen die Tür und sieht sie in einer Ecke gekauert sitzen. Schreiend reißt er sie aus dieser Ecke und zieht sie mit sich, vorbei an den Bäumen, vorbei an dem toten Graben. Er öffnet seinen Rucksack, legt das mitgebrachte Seil auf den Boden und den toten Vogel vor ihre Füße. Allein der Anblick erzeugt die meiste Angst in ihr. Mit einem Griff öffnet er seine große Flasche und nimmt einen Schluck. „Willst du auch Kleines?“, fragt er. Sie schüttelt den Kopf und muss dann doch einen Schluck daraus nehmen. Dieses durchsichtige brennende Wasser macht sie fast besinnungslos. Beim Erwachen fühlt sie das lange Seil um ihren nackten Körper. Den Schmerz empfindet sie nicht so entsetzlich wie sich jucken zu wollen.

Sie ist an diesem Baum gealtert. Dieser Baum lässt später die Narben brechen. Es ist, als ob schwere Tonnen auf ihr lägen, sagt sie, die nicht von alleine verschwinden.

Ständige Veränderung der Körperlichkeit

Hässlich gewordene Narben kann ein Chirurg rausschneiden. Doch bei Menschen die sexualisierte Gewalt erleben mussten, legen sich die Narben auf den ganzen Körper. Wo soll der Chirurg das Messer ansetzen, will sie wissen. Ihre Körperlichkeit befindet sich in ständiger Veränderung, im ständigen Ausnahmezustand. Immer so, wie sie sich fühlt. Für Mitmenschen ist das oft nicht zu begreifen. Sie nimmt ab, sie nimmt zu. Mal hat sie Hoffnung, mal ist sie hoffnungslos.

Ihr Gefühl für sich ist abhängig von den derzeitigen Erinnerungen, vom Ertragen dessen. Faktoren wie Essen spielen eine große Rolle. Das Sättigungsgefühl musste sie sich erarbeiten, in dem sie immer nur kleine Portionen aß und versuchte, dem nachzuspüren. Lernen musste sie auch, dass nur sie als Kern, als voranrollende Perle oder auch als Coach vom eigenen System den aufkommenden Hunger befriedigen kann. Alle Innenfreunde haben auch Gefühle, die befriedigt werden wollen. Nur Essen darf nicht jeder von ihnen, denn sie haben nur diesen einen Körper. Das zu begreifen fällt schwer. Eine Lösung ist, Gefühle auf eine andere Art und Weise zu kompensieren. Schöne Dinge machen, z.B. ganz einfach Lernen, aber genau das ist alles andere als einfach.

Kälte bedeutet Re-Traumatisierung

Es war dunkel und kalt, als er sich zu ihr schlich.

„Zieh dich aus.", sagt er. „Es ist kalt Papi.", sagt sie. „Dir wird schon warm werden!", sagt er. Sie schweigt und folgt seinen Worten. Der Kälte war sie zu Kinderzeiten ständig ausgesetzt. Heute als Frau kann sie mit der Kälte nicht umgehen. Kälte bedeutet Re-Traumatisierung. Ihre Innenfreunde sind Helfer, in der Not geblieben. Noch immer ist das so. Gerät sie in eine Situation die sie nicht ertragen kann, also demzufolge für sie nicht zu bewältigen ist, verschwindet sie nach Hinten. Ein Innenfreund, der die Situation besser meistern kann, ist dann Vorne. Sie bekommt davon nichts mit. Doch durch erarbeitetes Vertrauen erfährt sie über die innere Kommunikation von Innenfreunden, wie die Situation bewältigt wurde.

Sie ist sich sicher, dass jeder Mensch Viele ist. Mit dem Unterschied zu ihr ist den meisten Menschen dies bewusst. Der »*normale*« Mensch kann sich zu jeder Zeit dazu entscheiden – wann und wo er seine Persönlichkeit wechselt. Ein Lehrer z.B. muss, oder ist oft vor seinen Schülern anders als zu Hause. So zieht sich das durch die ganze Gesellschaft. Sie splittet ab und bekommt davon nichts mit. Schützen kann sich jeder Mensch so, auf die eine oder andere Weise.

Nora

Es war dunkel und kalt, als er sich zu ihr schlich.

„Dreh dein Gesicht zur Wand.", haucht er ihr entgegen. Sie tut, was er sagt. „Heb deine Arme hoch und lege sie auf die Wand.", sagt er laut. Sie tut, was er sagt. Er reißt ihre Kleidung kaputt, bis sie nackt an der Wand steht. Er malt Zeichen auf ihren Po und auf ihren Rücken. Er schiebt sich in sie hinein. Sie weint und gibt sich ab. **Nora** - eine Innenfreundin hält weiter aus.

Nora, die sich in heutigen Situationen ständig verliebt. Nora würde fast alles für ein Stück Anerkennung tun. Nora macht sich gerne von Menschen abhängig, verspricht dies und jenes und hält nichts ein. Nora möchte lieben und will geliebt werden und kann nicht verstehen, dass nicht jede Innenfreundin dieses Leben im permanenten Dasein erleben kann. Wenn Nora in Schwierigkeiten steckt, obwohl sie nur kurze Zeit vorne war, verschwindet sie nach Hinten und sie als Coach, als voranrollende Perle, muss die Situationen wieder ordnen. Manchmal aber kann ihr das nicht mehr gelingen.

Gefühle

Es hört sich für viele Menschen komisch und unverständlich an, wenn sie sagt, dass sie das Fühlen erst lernen musste und dass sie oft wieder vergisst, wie Fühlen geht.
In ihrer Kindheit verlor sie durch den ständig zugefügten Schmerz den Sinn für das feine Gefühl, für die Sanftheit. Ständig war sie auf der Hut und suchte nach Möglichkeiten sich zu wehren. Ihre eigene Haut zu retten oder hinüber zu retten. Gemeinsam mit einer Freundin erlernte sie das Spüren. Mit den Fingerspitzen das feine Gefühl des Streichelns auf der Haut als das, was es ist, zu erkennen. Die Sanftheit in ihr Selbst. Die Nähe, zu der sie in der Lage sein kann und darf. Sie erlernte das Fühlen, in dem sie sich von einer Seite auf die andere drehte. Sie war sich nicht bewusst, dass man auch das schon spüren kann.

Es war dunkel und kalt, als er sich zu ihr schlich.

In seiner Nähe fror sie immer, auch wenn die Sonne schien. Selbst dann, wenn er mit einem Streichholz oder Ähnliches ihrer Haut zu nahe kam. Heute wagt sie sich selten an die Sonne, denn das weckt schreckliche Erinnerungen in ihr und lässt sie die Situation noch einmal erleben. Dieses nochmalige Erleben erstreckt sich auf ihre gesamte Gefühlswelt. Es ist das, was die Menschen Leid nennen. Dann leidet sie oder sie durchleidet die Qualen aus der damaligen Zeit noch einmal. Wenn Menschen dann sagen: „Es ist doch schon so lange her", dann stimmt das zwar zeitlich, aber das Empfinden ist ein Anderes. Das bedeutet, dass Betroffene von sexualisierter Gewalt ihr ganzes Leben unter solch einer Tat leiden. Vielleicht nicht immer permanent, aber ganz sicher wiederholend.

Die Natur ist nicht schuld

Sie mag den Regen, wenn er an die Fenster klopft. Nicht jeder von ihren Innenfreunden empfindet das so. Nele denkt beim klopfenden Regen an die Steine, die er in sie hinein steckte. Nele glaubt, dass er Steine von einer Mauer schlägt, um ihr wehzutun. Es sind viele Tage nach einem Regenguss, an denen Nele nicht spricht. So ist sie in ständiger Wachsamkeit für ihre Innenfreunde und für sich selbst.

Sie ist so gerne in der Natur, aber ohne Sorge ist sie nie unterwegs. Ein Zaun, ein Strauch, ein Stück Draht, selbst schmutziges Papier bringt sie in Erinnerungssituationen. Sie liebt die Farben, besonders das zarte Grün nach dem Winter, wenn es sich endlich hervorwagt oder wenn sich zum Sonnenuntergang der Himmel in ein gedämpftes Rosa taucht. Wenn der Sonnenball so richtig Rot ist, schaut sie hin und sie schaut weg und sie schaut hin. Rot bedeutet unendliches Aushalten von Schmerz und ein Hinübergehen auf unzählige Nervenbahnen. Ihr Wissen um diese Dinge helfen ihr oft nicht weiter. Die Sonne ist nicht schuld und auch nicht der Baum, oder das Stück Papier. Er ist es, der diese Dinge für sich nutzte, um sie zu quälen.

Die Verdrängungsphase

Es war dunkel und kalt, als er sich zu ihr schlich.

Sie erahnte den Mond nur hinter den dicken Gardinenfetzen, als er sie aus dem Zimmer zerrte. Sie war stark erkältet und konnte ihren Husten nicht in den Griff bekommen. Als er sagte: „Du musst jetzt baden gehen.“ Wusste sie, dass neue Schmerzen kommen werden. Denn sie kannte seine Bäder, die er zubereitete. Ihre Erlösung kommt erst bei übergroßen Schmerzen. Um ihre Befreiung konnte sie zu diesem Zeitpunkt nicht wissen und auch nicht, dass ein Innenfreund weiter den Schmerz ertragen wird, ertragen muss. Ihr Körper reagierte einfach instinktiv.

Manchmal wird sie von den Menschen gefragt, wann er das ***Alles*** gemacht hat. Seine Verbrechen sind aufgeteilt in Jahre. Ganz oft musste sie die Gewalt mehrmals am Tag und in der Nacht aushalten. Es hörte erst auf, als sie eine Jugendliche war, jedenfalls dem Alter nach. Sie weiß um die Bedeutung einer Jugendlichen, aber erlebt hat sie diese Jugend nicht. Zu sehr war ihr Körper mit Angst behaftet. Selbst in der Verdrängungsphase wusste sie um ihre Angst, aber da schon nicht mehr um das Warum. Die Erinnerungen setzen erst wieder im späteren Erwachsensein ein. Es war wie gestern, sagt sie. Man kann auch an den Erinnerungen sterben, dessen ist sie sich bewusst und weiß, dass das alle Zeit so bleiben wird.

Jeder einzelne Innenfreund lernte ihn anders kennen, aber immer bestimmend und mit seiner großen Gewalt. Anders gesagt, weil jeder von ihnen eine andere Gewalt erlebte. Auch Innenfreunde können absplitten, wenn die Gewalt für sie nicht aushaltbar ist. Sie leben in meinem körperlichen System und sind ***Ich***, nur in einem anderen Alter und Geschehen, oft auch in einem anderen Geschlecht. Sie weiß heute, dass in dem Moment des Absplittens nicht nur der Körper selbst sich dem anderen Ich übergibt, sondern auch der gesamte Geist und die Seele. Der Geist führt währenddessen die Gedanken zusammen, sodass das gegenteilige Geschlecht entstehen kann, welches die Schmerzen im Fühlen besser ertragen kann.

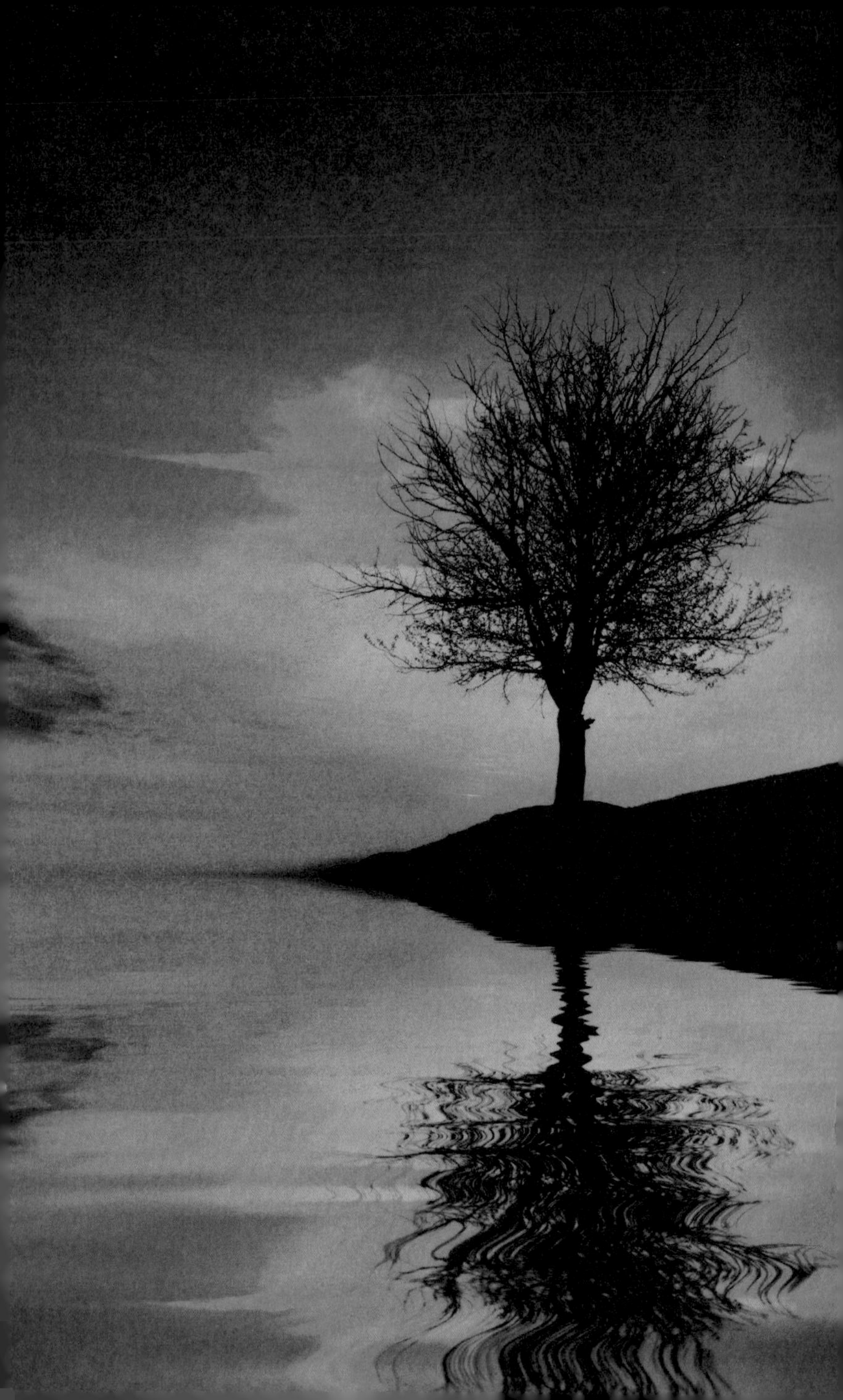

Farben

Farben sind für alle Innenfreunde interessant, sowohl in schmerzlicher, aber auch in angenehmer Form. Nicht alle Innenfreunde fürchten sich vor dem Rot. Sie wandelt diese Farbe manchmal in positive Gedanken um. Aber wenn ein Innenfreund die Wand rot bemalt hat, ist es ihr ein Groll. Sie mochte das Rot auf ihren Schuhen. Sie mochte es auch auf dem Pulli, aber sie mochte es nicht an der Wand. Gestern war diese Wand noch mit hellem Holz verkleidet und heute leuchtet dieses furchtbare Rot. Erinnerungen an die Bemalung hat sie nicht, kann sie nicht haben, denn sie hat die Wand nicht bemalt. Angst kroch in ihr hoch, irgendwann zu erwachen - umgeben von roten Wänden.

Es war dunkel und kalt, als er sich zu ihr schlich.

Es konnte ein heller Tag sein, wenn er kam, empfand sie diesen Tag dunkel. Perlen leuchten in der Dunkelheit. Kleine Kinder brauchen dieses Leuchten und fast automatisch hilft es ihnen, sich zu wehren und sei es um des *»Nicht-Vergessens«* wegen. Perlenkinder drohen dem Täter mit der Wahrheit. Perlenkinder mahnen zur Vorsicht.

Die Krankheitsbilder

Sie wird mit vielen Krankheitsbildern konfrontiert. Symptome wie zu hoher Blutdruck, der sie schon ihr ganzes Leben lang begleitet, machen ihr zu schaffen. Warum ist zu hoher Blutdruck eine Begleiterscheinung von sexualisierter Gewalt? Wenn der Mensch sich vorstellt, dass ein Kind sich in ständiger Angst um sein Leben befindet, braucht es eigentlich keine weitere Erklärung. Denn ein Mensch in Angst, ob Kind oder Jugendlicher, reagiert körperlich auf diese Weise. Ängste im Menschen erzeugen zu hohen Blutdruck und irgendwann verselbstständigen sich diese Symptome in ein ausgeprägtes Krankheitsbild, wie z.B. eine Herzinsuffizienz (II-III), die bei ihr festgestellt wurde.

Oft hat sie Schmerzen ohne organischen Befund, meistens dann, wenn sie in der Umwelt etwas entdeckt, dass sie an bestimmte Gewalt oder Folter erinnert. Selbst Diabetes Typ 2, unter dem sie leidet, ist eine Folgeerscheinung von sexualisierter Gewalt. Ihr Körper veränderte sich ständig und tut das noch immer. Sie nimmt ab, sie nimmt zu – und auch das ist eine Begleiterscheinung, die eben diese Diabetes verursacht. Von einer bescheinigten schweren posttraumatischen Belastungsstörung als Begleiterscheinung und als Folgeerscheinung muss sie hier gar nicht sprechen, denn auch das wurde längst wissenschaftlich bewiesen. Bei ihr treten sämtliche Symptome in geballter Form auf, denn als multiple Persönlichkeit leiden auch ihre Innenfreunde an diesen Begleiterscheinungen, die sich zwar in diesem einen Körper abspielen, aber als gefühltes Krankheitsbild eben mehrfach auftreten. Was jeder Innenfreund fühlt, kann nicht weggeredet werden.

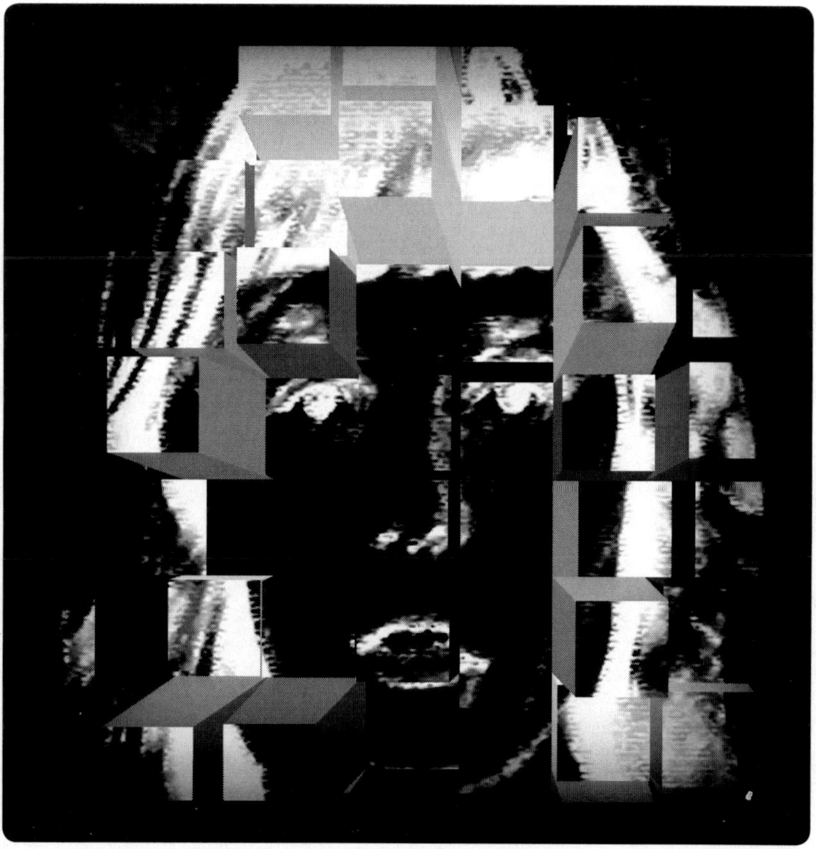

Jedes Kästchen bedeutet ein Blick aus unterschiedlichen Augen im eigenen Körper. Aus diesem Grund bleibt die Richtung gleich.

Extremsituationen

Sehr oft gerät sie in Extremsituationen. Extremsituationen sind Tage, an denen sie unbedingt allein sein muss, weil sie fühlt, für andere Menschen nicht tragbar zu sein. Der Satz: „Wie geht es Dir?“, ist oft eine Floskel. Wird sie an einem dieser Tage danach gefragt, kann es passieren, dass sie ehrlich auf diese Frage antwortet. Das ist oft aber falsch, denn der andere Mensch fragte aus Höflichkeit. Aus Höflichkeit hätte sie also besser gesagt, dass es ihr gut geht. Nicht immer entspricht sie dieser Norm. Ihre Ehrlichkeit bedeutet dann für andere Menschen Rückzug, denn sie wollten ja etwas anderes hören. Für sie bedeutet das ein weiteres Abschneiden von der sogenannten Gesellschaft. Als größtes Perlenkind rollt sie dann davon oder sie rennt und rennt…

Sie war noch ein Kind

Es war dunkel und kalt, als er sich zu ihr schlich.

„Nun mach schon…", schrie er sie an. Sie sagte: „Ich habe Bauchweh." Er schreit weiter: „Das vergeht dir schon!"
Eigentlich wusste sie, dass es ihr nicht half, egal, was sie sagte, oder wie sie sich fühlte. Immer konnte er seine Macht ausüben, immer, ***denn sie war ein Kind.***

Allein seine körperliche Überlegenheit machte ein 'Sich-Wehren' unmöglich. Er nutze das ungleiche Verhältnis einfach aus. Nie hätte er sich an einen ihm ebenbürtigen Menschen getraut. Oft wird in der Gesellschaft darüber geredet, solche Täter einer Kastration auszusetzen. Sie ist vollkommen dagegen. Es würde keinem Menschen helfen, denn sexualisierte Gewalt beginnt im Kopf und nicht im Geschlechtsteil des Mannes oder auch der Frau. Vergessen wird sehr oft auch, dass nicht nur Männer Täter sind. Auch unter der weiblichen Gesellschaft gibt es Täterinnen. Ihre Mutter gehörte dazu und bis zu einem gewissen Grad auch ihre Großmutter.

Auch ihre eigenen Kinder mussten leiden. Denn sie hatten eine Mutter, die zwar körperlich in ihrer Nähe war und auch alles versuchte, um ihnen eine gute Mutter zu sein, aber tatsächlich konnte sie dies nicht, ***nein***, das konnte sie nicht.

Allein die Tatsache, sehr oft das eigene Leben nicht gelebt zu haben, sondern eine Innenfreundin, wie z. B. Sascha oder Johanna, wie sie heute durch innere Kommunikation weiß. Sie war bei ihren Kindern im Elternaktiv tätig, aber nur so lange sie eben da war. War sie aus Gründen, die sie heute nicht mehr nachvollziehen kann, hinten, eine Innenfreundin und dann wieder sie vorne, mussten sich ihre Kinder ständig automatisch

umstellen. Oft wunderte sie sich über die Fragen, wie: „…aber neulich bist du doch mit uns auf Bäume geklettert…?"
Heute weiß sie, dass Johanna die Bäume für ihre Kinder erklommen hat. Eigentlich und nicht nur eigentlich hätten Kinder, deren Mütter oder Väter sexualisierte Gewalt erlebten, genauso eine Entschädigung verdient, wie sie selbst.

Aus Rücksicht auf ihre Familie möchte sie hier nicht mehr darüber schreiben, denn noch immer ist das Leid ***Aller*** zu groß.

Kelly

Um einige Innenfreunde sorgt sie sich ganz besonders. **Kelly** hat ständig Atemnot, wenn sie auch nur in die Nähe von Vögeln kommt. Es sind nicht die Vögel, die ihr die Luft nehmen, sondern es ist die damalige Situation, an die sie sich erinnert, wenn sie Vögel sieht. Vögel fliegen überall auf der ganzen weiten Welt. Aus diesem Grund ist Kelly nur dann vorne, wenn sie sich mit ihrem Haufen, wie sie ihn auch noch liebevoll nennt, im Haus befindet.

Sie ist oft mit der Kamera unterwegs und hielt diese Situation fest, um Kelly die Angst zu nehmen. Doch alleine schon durch das Foto bekam Kelly schlecht Luft. Sie selbst hat Sehnsucht nach den Vögeln, nach deren freien Flug. Ihr Gedichtband heißt: *»Ich fliege noch – freier Flug – Landung ausgeschlossen.«* Benannt nach ihrem damaligen Blog.

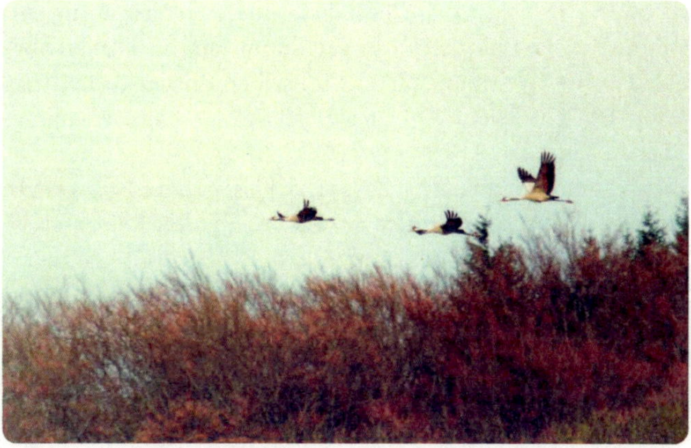

Leben erfordert Disziplin

Sie sagt, wenn ***Alles*** zu viel wird, die Arbeit an sich selbst und damit an all ihren Innenfreunden, weil ohne Arbeit dieses Leben nicht möglich wäre, dann geht sie in den Wald und schreit ganz laut, so laut sie kann. Was anderen Menschen chaotisch erscheint ist für sie die eigene zurechtgelegte Disziplin, nur so funktioniert das. Trotzdem ist ganz viel nicht zu schaffen, ganz viel muss noch erledigt werden. Gelernt werden, sagt sie und sie sagt, dass ein Leben dafür nicht reicht. Irgendein Problem gibt es immer, ein Innenfreund hat Kummer, oder Schmerzen, oder kommt mit der Zeit nicht klar. Ganz klar hebt sie hervor, dass sie dieses Leben hauptsächlich lebt. Sie hat lange gebraucht, bis sich fast ***Alle*** darin einig waren.

Es war dunkel und kalt, als er sich zu ihr schlich.

Es passierte, dass er sich zu ihr legte, sich breitmachte und durch das scharfe Zeug aus seiner Flasche fest einschlief. Nie vergaß er, sie fest an sich zu binden, sodass sie nicht fortlaufen konnte. Erst am nächsten Morgen konnte sie eine Toilette benutzen. Ihre Großmutter schlief im selben Zimmer. Vielleicht, denkt sie heute, hatte sie einfach nur Angst, Angst vor ihrem eigenen Kind.
Da sagt ein Mensch zu ihr, dass er vielleicht selbst Böses erlebt hat und darum so geworden ist. Kann sein, denkt sie, aber ist das ein Grund ihr so weh zu tun?
Diese Frage wird bis ans Ende seiner und ihrer Zeit stehen bleiben. Dieses Bewusstsein macht sie traurig.

Der Wald

Der Wald hinter dem Haus ihrer Mutter – sie lebte mal hier mal dort, war nirgends zu Hause – hatte viele Fallen. Fallen, in denen Kinder unbesorgt hineintappen konnten. Irgendwann war sie nicht mehr unbesorgt und schaute sich nur um, lernte den Wald kennen, mit seinen Fallen und mit seinem Schutz. Sie lernte sich vom Wald zu ernähren, aß Wurzeln, von denen sie erst nicht wusste, ob sie giftig sind. Manche Wurzeln schmeckten bitter, aber sie bekam an Hungertagen ein Sättigungsgefühl, oft auch Durchfall. Sie merkte schnell, welche Wurzel ihr bekommt und welche sie besser nicht essen sollte.

Schlimm war es im Winter, denn der Boden war so hart und sie wusste nicht Bescheid wie sie die übrig gebliebenen Pflanzen für sich nutzen kann. Heute ist das anders. Manchmal denkt sie, dass sie im Wald leben könnte, weiß aber um ihre Gesundheit und der Unmöglichkeit im Wald zu leben. Von den Menschen zieht sie sich zurück, bleibt aber offen für gute Gespräche und soziale Kontakte. Aber eigentlich ist sie sehr verbittert und oft von sich selbst und ihrer Unfähigkeit enttäuscht, ihr Wollen und ihr Sein so mitzuteilen wie es nötig ist.

Die Großmutter

Es war dunkel und kalt, als er sich zu ihr schlich.

„Du musst eingeschlafen sein, wenn der Vater heimkommt“, rief ihre Großmutter, „Aber vorher singst du mir noch das Heidenröslein.“ Sie tat das gerne, denn sie spürte, dass ihre Großmutter das mochte. Sehr oft sagte ihre Großmutter: „Gestern hast du das besser gesungen.“ Dann sang sie das Lied noch einmal. Heute weiß sie, dass ihre Großmutter das Lied nur noch einmal hören wollte. Diese Tatsache kann sie verzeihen, aber warum ihre Großmutter erst so spät zur Polizei ging ist für sie unbegreiflich. Das geforderte Einschlafprogramm funktionierte nicht, nie funktionierte es.

Ihr Vater weckte sie. Sein Atem aus der großen weißen Flasche schlug ihr entgegen. Ihre Großmutter rief „Günther lass das Kind in Ruhe!“ Sie stand nicht etwa auf, um ihr zu helfen, aber sie weinte in ihrem Bett, in Ihrem Bett. Sie lag unter ihm, konnte sich nicht wehren. Oft kam ihr das Würgen in Erwartung dessen, was er von ihr verlangte. Manchmal schrie er und sie musste seine weiße Suppe genau in diesem Moment schlucken.

„Nicht jetzt“, sagte die Lehrerin zur Polizei. „Sie muss erst die Arbeit im Fach Rechnen schreiben.“ Die Polizei hatte Geduld und kam zum späteren Zeitpunkt wieder. Endlich hatte die Großmutter ihren Sohn bei der Polizei angezeigt. Immer wieder schlich er sich zu ihr und machte nicht Halt, obwohl er um die Anwesenheit seiner Mutter wusste. Später fragte ein Polizist nach der geschriebenen Arbeit. „Sie bekommt eine Fünf“, antwortete die Lehrerin. Sie hatte die Zahlen aus ihrem Gedächtnis verbannt.

„Auf wie viele Rasierklingen bist du getreten?", wollte er von ihr wissen. „Du hast zwei Hände...", sagte er, „und an jeder Hand sind Finger." Jeden Finger quetschte er in einen Schraubstock, bis der Schmerz unerträglich wurde. Jan konnte und musste den Schmerz weitertragen, damit sie und ihre Innenfreunde am Leben blieben.

Sie wollte eine Freundin

Sie wollte von ihrer Großmutter erfahren, warum sie keine Freundin hat, so wie alle Kinder und bat die Großmutter mit ihr eine Freundin zu suchen. Die Angst der Großmutter, dass er auch anderen Kindern Böses tut, war begründet.

Sie wollte also unbedingt eine Freundin, am besten gleich und sofort. Die Großmutter zog mit ihr durch die Straßen von Neubrandenburg im damaligen Vogelviertel. Manchmal kamen sie an spielenden Kindern vorbei. Nur wenn sie ein Kind sah, bat sie ihre Großmutter, dieses um die Freundschaft zu bitten. Sie wollte eine Freundin für sich, für sich ganz allein.

Die Akteneinsicht

Sie wurde 1957 geboren. Ihr Vater vergewaltigte Kinder seit 1954. Im Hinblick auf die Strafverfahren gegen ihren Vater wurde aufgrund ihrer Namensänderung eine Akteneinsicht am 08.10.2007 realisiert. Die Staatsanwaltschaft hat sämtliche Verfahren geprüft und festgestellt, dass der Vorgenannte bereits seit 1954 wegen sexuellen Missbrauchs und Vergewaltigung, auch zulasten von Kindern, aufgefallen ist. »*Aufgefallen*«, steht da tatsächlich in der Abschrift. Heute ist ihr Vater für immer in einer forensischen Klinik, dies bezeugt ein weiteres Schreiben von der Staatsanwaltschaft.

Diese Akteneinsicht ist ein zusätzlicher Beweis dafür, dass diese – wie später vom Amt behauptet wurde – nicht verschwunden sind. Sie stellte nach der Namensänderung einen Antrag auf eine Opferentschädigung. Die Akten von ihrem Vater sind vernichtet, das bekam sie schriftlich vom Amt. ***Warum?*** Ist heute noch immer eine ihrer Fragen. Bis heute bekommt sie keine Antwort.

Der schwarze Rabe

Es gab Prügel vom Vater, wenn sie zu spät nach Hause kam. Sie wollte den Weg langsam gehen, um nicht vor ihrer Großmutter anzukommen. Kommt sie früher heim, wird ihr Vater das ausnutzen, sie unbeweglich machen, durch Gurte oder Seile.
Im nächsten Moment der ausgeübten Gewalt verlor sie sich an ihr nächstes Ich. Ihr nächstes Ich musste den schwarzen Raben ertragen. Er brachte ihn aus dem Wald mit und hatte ihn für den Flug unfähig gemacht. Das heißt, er stirbt am Ende. Das nächste Ich von Ihr lag da und schaute ihn nicht an und konnte so besser ertragen. Später bat ihre Großmutter den alten Mann, der ganz unten wohnte, den Raben zu entsorgen. Er tat dies mit einer silbernen Zange.

Manchmal kommt es vor, dass sie am Bach sitzt und träumt. Ein schwarzer Rabe wagt sich in ihre Nähe, sie bringt ihm Nüsse mit. Sie sitzt dort, wo ihr ***Ich*** und ihr ***Wir*** zuhause sind. Der Rabe schaut tief in ihre Augen, die jetzt nur ihr gehören. Sein Federkleid schimmert bläulich. Sie spürt die Frage des Raben, „Wirst du bleiben?" Benommen zieht sie die Schultern hoch und Kälte steigt ihr in den Kragen. Bei den Erinnerungen von *»Nicht-Wahr-Haben-Wollen«* erblickt sie ihr kleines Ich, wie es schwimmt, schwimmt für Nahrung, die dann doch nicht kommt. Ihr Spiegelbild verschwimmt und der Rabe fliegt davon. Sie bleibt noch eine Weile sitzen, wiß nicht, ob sie bleiben sollte.

Hunger und Durst

Sie hat gelernt, den Hunger und Durst auszuhalten. Schmerzen bekommt sie deshalb noch immer, denn Hunger tut weh und ist schlimmer als Heimweh. Sie muss das wissen. Sich nach einer Scheibe Brot zu sehnen, sich danach zu verzehren und nichts als nur das zu wollen, und nur das, und dann den Frieden auf dieser Welt schön finden. Wenn er dann ist, sagt sie sich, aber er ist ja nicht, und weint, oft hemmungslos. Der schöne Frieden beginnt in einem Selbst, sagt sie und den eigenen Frieden schließt man immer wieder neu. Sie sah ihn oft mit ihrem eigenen Hunger essen. Er mochte nie die untere Hälfte von dem Brötchen. Hatte sie Glück, bekam sie diese.

„Man freut sich nicht über Nahrung, dann wird man nicht satt", sagte er oft zu ihr. Als Kind wusste sie nicht um die Bedeutung von *»Satt-sein«*. War er im Gefängnis, vertrug sie die Nahrung, die sie dann von woanders bekam, erst gar nicht. Ein Kinderarzt schickte sie auf eine Kur, weil sie zu dünn war. Dort erbrach sie die Nahrung sehr oft. Ihr Magen konnte den Wechsel nicht vertragen. Warum wollte kein Mensch den Grund ihrer schon damaligen angeschlagenen Körperlichkeit wissen? Warum denn nur… fragt sie…

Verjährung

„Bist du nicht die Tochter vom Ziegenficker?“, wurde sie von einer Frau gefragt die ihren Vater kannte, weil sie in der gleichen Siedlung wohnte. Ihr Mann war der Abschnittsbevollmächtigter. Diese Menschen wussten also, was er dort in der Siedlung machte. „Er hat dich doch auch angefasst.“, sagte die Frau. Ihr Mann, der ABV-er, drehte sich um und ging weiter. Sie spürt seine Verachtung. Diese Menschen schauten weg.

„Wir werden der Sache nachgehen, warum die Menschen wegschauten.“, sagte der Oberstaatsanwalt von Neubrandenburg. Der Satz hatte nur Bestand im Beisein eines Kamerateams. Sie liebte Neubrandenburg, aber irgendwann verlor sie diese Liebe und konnte dort nicht mehr leben. Sie sagte sich, es ist einfach zu viel passiert.

Sie liest die Schlagzeilen: *„Die Schweiz hat abgestimmt – sexualisierte Gewalt gegen Kinder ist dort seit Dezember 2008 unverjährbar!“*

Der Deutsche Bundestag befand am 04.12.2008 - *Wir Opfer sollen weiter schweigen.*

Deutschland meint:
In Deutschland verjährt sexualisierte Gewalt an Kindern noch immer. Wer vom eigenen Gehirn durch den Verdrängungsmechanismus geschützt wird und sich dann nach vielen Jahren wieder erinnert, hat Pech, obwohl es für diese Menschen durch die Verdrängung so ist, als wäre es erst gestern geschehen. Deutschland meint, dafür kann der Täter nichts.
In solchen Augenblicken schreibt sie ihre Wut in Gedichtform nieder.

H^2O

Wirst du deines Lebens nicht mehr froh,
so stürze dich ins H^2O.
Im Sommer kriegst du einen Schluck gratis.
Das Wasser steht dir bis zum Hals,
klirrende Tage, Weiß unaufhaltsam.
Gefrorene Jahre kannst du nicht auskotzen.

Das Kleid

„Beeil dich“, rief ihre Großmutter, „der Vater geht mit dir ein Kleid kaufen.“ Sie wollte kein Kleid kaufen gehen, jedenfalls nicht mit ihrem Vater. Eine Wahl hatte sie nicht.

„Sie zieht es gleich an“, rief er der Verkäuferin entgegen. Mit dem neuen Kleid und einem silbernen Kettchen um ihren Hals verließen beide das Centrum Warenhaus Neubrandenburg. Sie wollte nach Hause, aber er zerrte sie in ein Abrisshaus. Ein Abrisshaus mitten in Neubrandenburg.
„Das wird dein Zuhause“, sagte er. „Wir wohnen doch bei der Großmutter.“, sagt sie. „Die Großmutter wird bald nicht mehr sein!“, herrschte er sie an. Sie wollte weinen, aber seine Drohung mit der Hand ließ das nicht zu. Sie gehorchte, als er von ihr verlangte in ein Loch zu steigen, mit der Aussicht auf ihr eigenes Zimmer wie er behauptete. Mit großen Holzbrettern schob er das Loch zu. Ohne ein Wort zu sagen verließ er sie. Sie wagte nicht, laut zu weinen. Denn lautes Weinen bedeutet Prügel, das wusste sie. Die Nacht war kalt. Sie kauerte sich in eine Ecke. Als ihre Angst unerträglich wurde, hielt Maria für sie aus. Maria, die in jedes Loch stieg, steigen musste. Maria, die immer hoffte, dass er stirbt.

Angemessene Entschädigung

Er bekam sehr oft die Gelegenheit Kinder zu vergewaltigen und sitzt dafür in einer forensischen Klinik. „Er kommt nie wieder da raus.“, so die Aussage einer Staatsanwältin aus Neubrandenburg.

Da schreibt ihr am 24.07.2014 ein Politiker, dass sich seine Partei für eine angemessene Entschädigung einsetzt. Er meint in seinem Schreiben, dass ihr Brief beklemmend sei. Doch sie gibt zu bedenken, dass es nicht ihr Brief ist, der beklemmend sei, sondern die Situation in der Politik ist es – besonders für Betroffene von sexualisierter Gewalt, die seit vielen Jahren um eine Entschädigung kämpfen.

Sie fragt noch einmal:

Was hat das mit einer Entschädigung noch zu tun, wenn der Mensch 5-10 Jahre um diese kämpfen muss? Das ist beklemmend und würdelos.

Eine angemessene Entschädigung gibt es nicht!!!

Auf ihrer damaligen Website schrieb eine Betroffene folgenden Kommentar. Aus Angst schrieb sie anonym. Ihr ist der Name bekannt.

[…] Vorgeschichte: Ich muss mich gerade – knapp 2 Monate nachdem meine EU-Rente als unbefristet bewilligt wurde – erneut einer Überprüfung meiner Erwerbsunfähigkeit bwz. der Rentenberechtigung unterziehen. Mir macht das furchtbare Angst, weil ich weiß wie schwer es ist, anderen mein tatsächliches Gefangensein und Kranksein zu vermitteln. Zudem hänge ich derzeit auch in der OEG-Sache drin und ihr wisst da aus eigener schlechter Erfahrung,

dass zwar die Gewalttaten, aber eben nicht die daraus resultierenden gesundheitlichen Folgen anerkannt werden und Frau dann jahrelang mit diesen Ämtern rumstreiten und vor Gericht ziehen muss. All dies belastet mich gerade sehr und macht mich auch wütend und hilflos. [...]

Ihr Körper reagiert mit sämtlichen Diagnosen – einige davon sind Spätfolgen von sexualisierter Gewalt.

Ärztliches Attest
Patient: Wahl, Marthe Liza Sophie, geb. am 27.12.1957

Diagnosen:
Multiple Persönlichkeit
Schwere posttraumatische Belastungsstörung
Angst- und Panikstörung
Agoraphobie / Klaustrophobie
Herzinsuffizienz, NYHA Stadium II - III
Chronische Niereninsuffizienz, Stadium IV
Arterielle essentielle Hypertonie
Restless Legs Syndrom
Polyarthrose mit Koxarthrose und Gonarthrose beidseitig
Diabetes mellitus Typ 2
Rezidivierende Harnwegsinfekte
Chronische Eisenmangelanämie
Hypercholesterinämie

Als das erste Gutachten fertig war, konnte sie dieses als fehlerhaft nachweisen. Heute will die Politik davon nichts mehr wissen, obwohl das Sozialministerium auf ihre Beschwerden damalig reagierte.
Der Arzt fertigt weiter seine Gutachten für das Amt wie am Fließband an, so die Worte vom Anwalt, der keine Schwierigkeiten sieht als Zeuge auszusagen. Auszusagen für die vorgefertigte Unterschrift vom Amt.

Sie fügt Sie noch folgende Zeilen vom Sozialministerium mit ein:

[...] Seitens des Sozialministeriums bestanden, aus versorgungsärztlicher Sicht, berechtigte Zweifel an der Richtigkeit o.e. Gutachtens.
Die Erstellung eines ausführlichen psychatrischen Fachgutachtens bei einem auf dem Gebiet der schizophrenen Störungen erfahrenen Gutachter an der Universität Rostock wurde beantragt.

Nach Eingang des erstellten Gutachtens ist aus versorgungsärztlicher Sicht vom folgenden Sachverhalt auszugehen:

Entgegen dem Gutachten von Herrn Dr. [[redacted]] ergab sich aus der Untersuchung kein Anhalt für eine schizoaffektive Psychose.
Bei Frau W. ließ sich weder ein Verlust der Realitätswahrnehmung noch eine Fehleinschätzung der Realität feststellen. Im Gegensatz zu den an der Schizophrenie erkrankten Menschen kann die Klägerin sehr genau zuordnen, dass die von ihr erwähnten inneren Stimmen nicht real existieren. Sie führen auch objektiv zu keinen Fehlhandlungen. Die Ängste und Panikattacken mit Vermeidungsverhalten sind Frau W. im Gegensatz zu psychotisch Erkrankten als Erscheinungen völlig bewusst.

Die Gutachterin stellt eine schwere dissoziative Störung fest. Eine Erkrankung, welche als Traumafolge viele Überschneidungspunkte mit einer posttraumatischen Belastungsstörung aufweist. [...]

Im Sein da bin ich Wir

Im Sein da bin ich Wir, sagt sie und spürt das sehr oft in ihren Armen und Beinen, oder auch auf den Schultern, nicht immer als Last, aber auch.

Sie schreibt einen Brief an ihre Innenfreunde:

Brief

Du ziehst an meinen Armen, so lass doch los – Du weißt doch um die Zeit, die eh nicht reicht für jeden. So lass doch los.

Ach **Tom**, *ich bitte Dich um Geduld. Ich weiß um Deine Angst. Ich weiß um den Verlust. Ach Tom, ich weiß.*

Du liebe **Nele**, *es war doch nicht der Stein, der Dir große Schmerzen zugefügt hat. Er liegt nur da seit vielen Zeiten. Es war der Vater mit der Gier nach Dir.*

Katharina, *Sterne unter Wasser gibt es wohl, doch seine Sterne leuchten nie. Du weißt das längst, so hilf mir doch.*

Die Vögel, liebe ***Kelly***, *tun Dir nichts. Du musst nicht fliehen, hol endlich Luft, sei frei. Doch fliege nie davon.*

Die Liebe – ***Nora***, *kannst du nicht erzwingen. Sie lässt sich nicht verbiegen. Sie lässt sich auch nicht kaufen. Ich liebe Dich.*

Sharon, *Dir weiß ich nichts zu sagen, weil Du der Anfang und Wir das Ende sind. Lass uns nicht länger streiten, um einen Platz, der längst vergeben.*

Michi, *Michi, Du darfst den Apfel essen. So viele liegen da für Dich. Du darfst sie teilen, mit wem Du immer willst.*

Ich mach mir Sorgen, **Trisch**, *dass dieses Leben Dir nicht reicht. Hör auf den Freund zu testen, komm sag ihm, dass Du bleibst.*

Liebe **Maria**, *dieser Brief ist nur für Dich, weil Du noch immer nicht darüber sprichst. Im Loch bist Du geboren und hast es für mich dort drinnen ausgehalten. Ich lebe nur, weil es Dich gibt, weil es Dich gibt. Ich hab so Angst, Du könntest gehen. Ich bitte Dich, zu bleiben. Du nimmst sonst Alle mit. Ich weiß, Du kannst das nicht verstehen, weil Du die Wärme gar nicht spürst. Doch trotzdem ist sie da. Liebe Maria, Maria.*

„Mein Leid ist nicht größer als dein Leid, denn ich kann nicht wissen, wie groß dein Leid ist.“

Marthe Wahl

VIERTER TEIL

Wir allein.

Innenfreunde kommen zu Wort

Die folgenden Texte sind nicht lektoriert,
da die Schreibweise und die Fehler der Innenfreunde
erhalten bleiben sollten.

Sharon

Ich bin Sharon und ich bin der Anfang und das Ende. Das Ende sind wir ***Alle*** meint unser Coach und das stimmt, denn wir leben in einem Körper und wenn der stirbt, sterben wir Alle… so einfach ist das. Ich muss manchmal für die anderen sprechen. Nicht Alle wagen das Wort und schon gar nicht in Form langer Texte. Ich mag keine Nachnamen – nur unser Coach hat einen abbekommen. Wenn sie die Menschen duzt, würde ich das nicht tun. Immer bewahre ich mir die Form der Sie – Aussprache. Niemals wird das anders sein. In der Sie – Form ist man konkreter, respektvoller und wahrhaftiger.

Ich bin kritisch mit Allem und Jeden. Ich bin besonnen, überlege lieber einmal mehr als zu wenig. So spontan wie unser Coach ist kein anderer von uns. Ich kann nicht malen und ich laufe auch nicht ständig in den Wald, muss aber zwangsläufig mit. Vorne ist dann unser Coach oder wer auch immer. Es kommt vor, dass ich nur dann Vorne bin, damit sich ein anderer ausruhen kann. Ausruhen heißt Kraft sammeln für das was noch so kommt, was uns erwartet. In einer Freundschaft hält man zusammen. Wenn wir uns streiten können wir nicht auseinanderlaufen. Wir ziehen uns dann nach hinten zurück. Ich brauche nicht so viel Verständnis wie die meisten von uns. Aus diesem Grund bin ich in der Lage vieles mit Abstand zu betrachten. Ich heule also nicht gleich los. Die Kinder in uns brauchen die Menschen, damit sie verstehen können warum ihnen so Schrecklichen wiederfahren ist. Bitte lesen Sie von uns.

Sharon.

Madlie - das Schattenkind

Noch blüht der Mohn nicht, noch schaut der Frost durch die Tür. Der Frost hat mir schon immer Angst gemacht. Eigentlich müsste er das nicht, denn er malt auch schöne Bilder. Er ist kalt und ich friere dann. Kälte ist gefährlich erinnere ich. Ob es eine Möglichkeit gibt sich vor den Frost zu verstecken, das wüsste ich gerne. Normalerweise ist der Mohn rot. Der Frost weiß. Könnte der Schnee nicht blau vom Himmel fallen?

Marthe sagt, dass er das tut und hat es erklärt. Ich verstehe das nicht. Blauen Mohn gibt es und den finde ich schön.

Ich stand schon vor dem bösen Mann und sagte ihm die Meinung, aber dann wurde ich bestraft. Nun wage ich den Schritt nach vorne im Schatten von unserem Inneren.

Madlie.

Tom

Da sinkt die den janzen Tach dit Lied – bitte nimm ma so, wie ick bin – wirklich greulik. Icke will weg wa.

Tom.

Maria

Lochtage verbringe ich in einem Loch. Nur ich passe da hinein. Lochtage sind Straftage. Er bestraft mich, weil ich heimlich in die Ecke gemacht habe. Es war nur diese eine Ecke da. Wenn die Lochtage vorbei sind hau ich einfach ab. Muss vorher ein Brot klauen, aber dann gehöre ich ins Loch. Ich will dieses Loch nicht.

Maria.

Christoph

Ich heiße Christoph, morgen ist Sonntag. Da ist mein Geburtstag. Im letzten Jahr wurde ich sechs Jahre und morgen werde ich sieben Jahre. Ich habe immer an einem anderen Tag Geburtstag. Ganz lange war ich fünf Jahre. Und konnte nicht älter werden. Nur wenn ich meine schlimmen Geheimnisse sage, werde ich älter. Meine Geheimnisse sind doof. Mein große Freundin Marthe denkt Geburtstag ist gut, weil ich dann nicht tot bin, so wie der Böse es wollte.
Ich habe noch eine andere große Freundin Tante Geli und manchmal fängt große Geli Geheimnis auf. Meine Kopfwohnung ist aber in meiner großen Freundin Marthe. Menschen schauen uns komisch an, aber mir ist das egal. Den Badeanzug will ich nicht, denn ich bin ein Junge. Ist eine Abmachung. Ich mach es gut, mach du das auch.

Ich bin Christoph.

Hedi

Dieses Theater um die Erstgeborene. Ich bin Hedi und das mit voller Aufmerksamkeit. Ich mag die Kräuter und den Wald und ich mag das Wasser. Ich kümmere mich um alles was wir so brauchen. Jetzt braucht unser Coach eine Salbe. Die mache ich mit der Rügen-Kreide. Hilft gegen Pickel. Coach braucht eine mit Öl zur Beruhigung für die Haut. Die mit Wasser ist gegen Falten. Eigentlich braucht sie beide. Sie hat immer Stress und wenn sie den nicht hat macht sie welchen. Sie rennt mit Kamera zur Mülltonne, nur weil da der Krähenbaum steht. Wer versteht das denn.

Hedi.

Trisch

(schrieb das Gedicht „Schwarze Lilie“)

Schwarze Lilie

An sonnigen Tagen
Zeigt sie ihr bizarres Weiß
Konkurriert in gefrorenen Nächten
Mit dem Schwarz
Schwarze Lilie
Unaufhaltsam
Doch bedeutend
Jedenfalls am Ende

Trisch.

Sascha

Nur durch Überzeugung und Hoffnung ist es möglich, dass Marthe dieses Leben im Sein mit Uns versucht. Ich bin zuständig für die körperliche Zeit. Mit meiner Überzeugung und dem Wissen, dass Wir nicht Alle gleichzeitig dieses Leben erfahren können agiere ich im Hintergrund und halte Kinder zurück indem sie lernen mit der vorhandenen körperlichen Zeit umzugehen.
Es passiert, dass ich auf einer Lesung die Fäden in der Hand halte, damit nichts zerbricht in unserem Inneren.

Nicht Alle in uns können die Wahrheit verstehen oder ertragen. Besonders bei den Kindern ist das so. Kein Außenstehender würde das bemerken.

Sascha.

Johanna

So unnahbar wie viele behaupten bin ich gar nicht. Die Einsicht in die Notwendigkeit diszipliniert und ohne Chaos in einen Zug zu steigen erzeugt scheinbar diesen Eindruck. Alle haben Angst in den Bus oder in den Zug zu steigen. Wenn ich da nicht aufpasse landen wir im Krankenhaus, denn wenn Panik in uns entsteht, die unser Coach nicht ertragen kann bricht unser Körper gnadenlos ein. Also muss einer für die innere Ruhe sorgen und das ist meine Aufgabe. Es kommt vor, dass es mir nicht gelingt.

Johanna.

Nina

Die Heilerkuh Lotta gibt es nicht wirklich. Hilft trotzdem weil die schön ist mit den Flecken.

Nina.

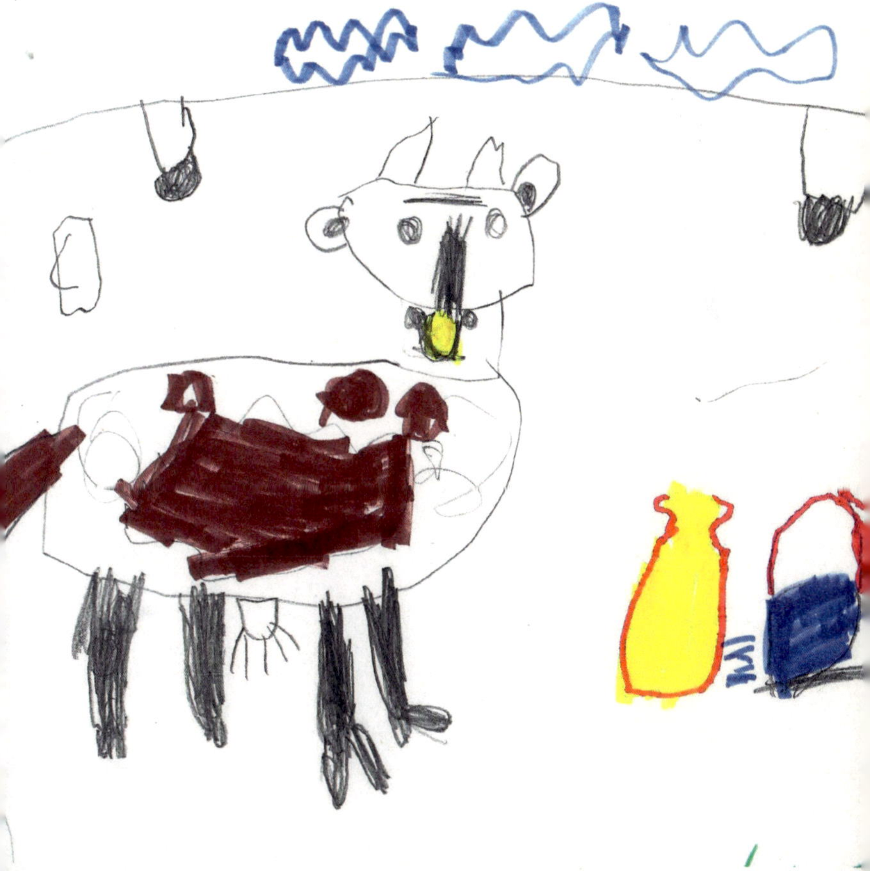

Luca

Hab immer Angst der Böse kommt zurück.

Luca.

Jan

Wenn du schreist hört man dich nicht, wenn du leise wimmerst hört man dich nicht. Wenn du schweigst kann man dich nicht hören. Wenn du tot bist hört man kurz hin.

Ich bin Jan.

Johannes

Ich bin anders. Warum muss das schlimm sein?

Johannes.

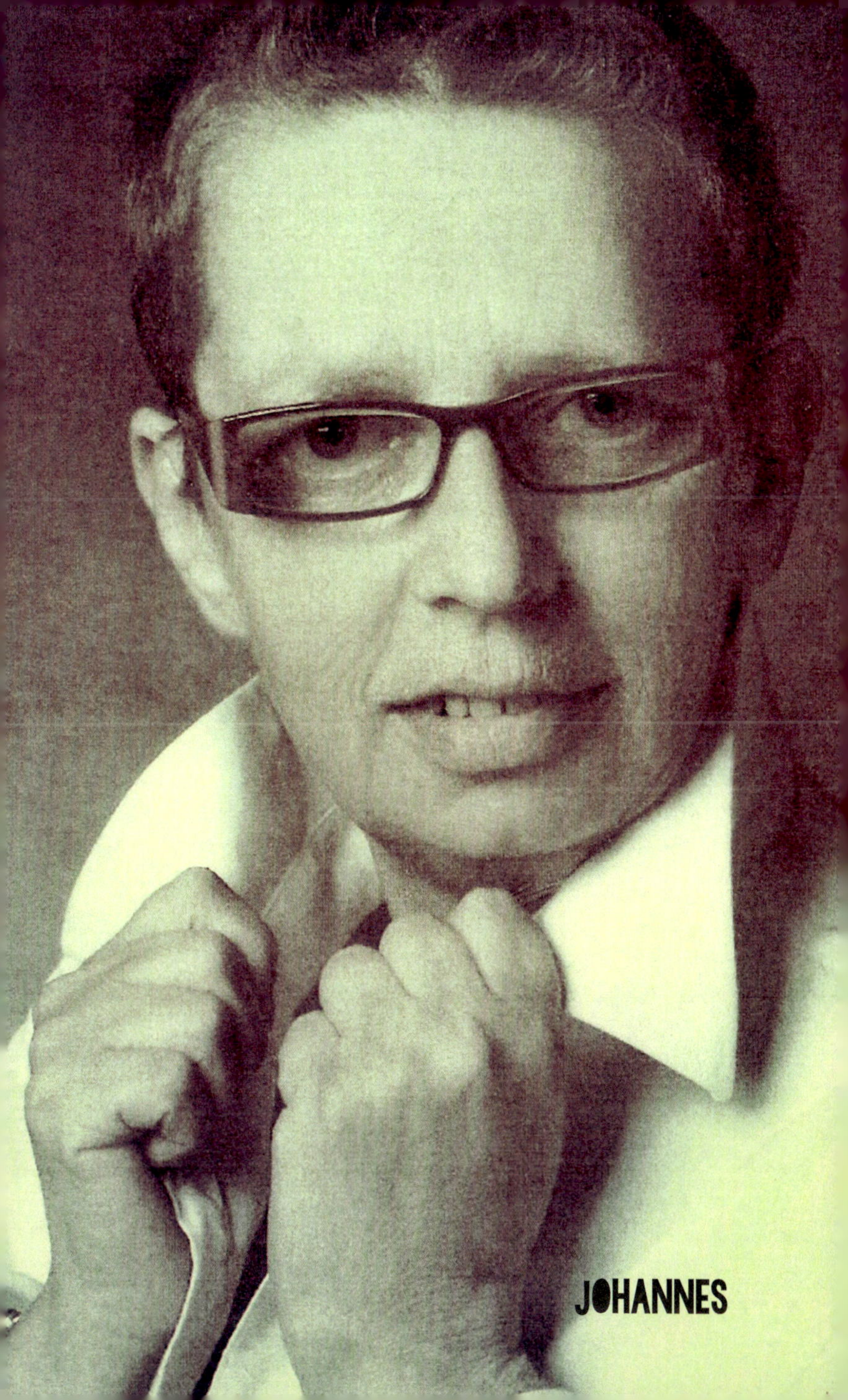
JOHANNES

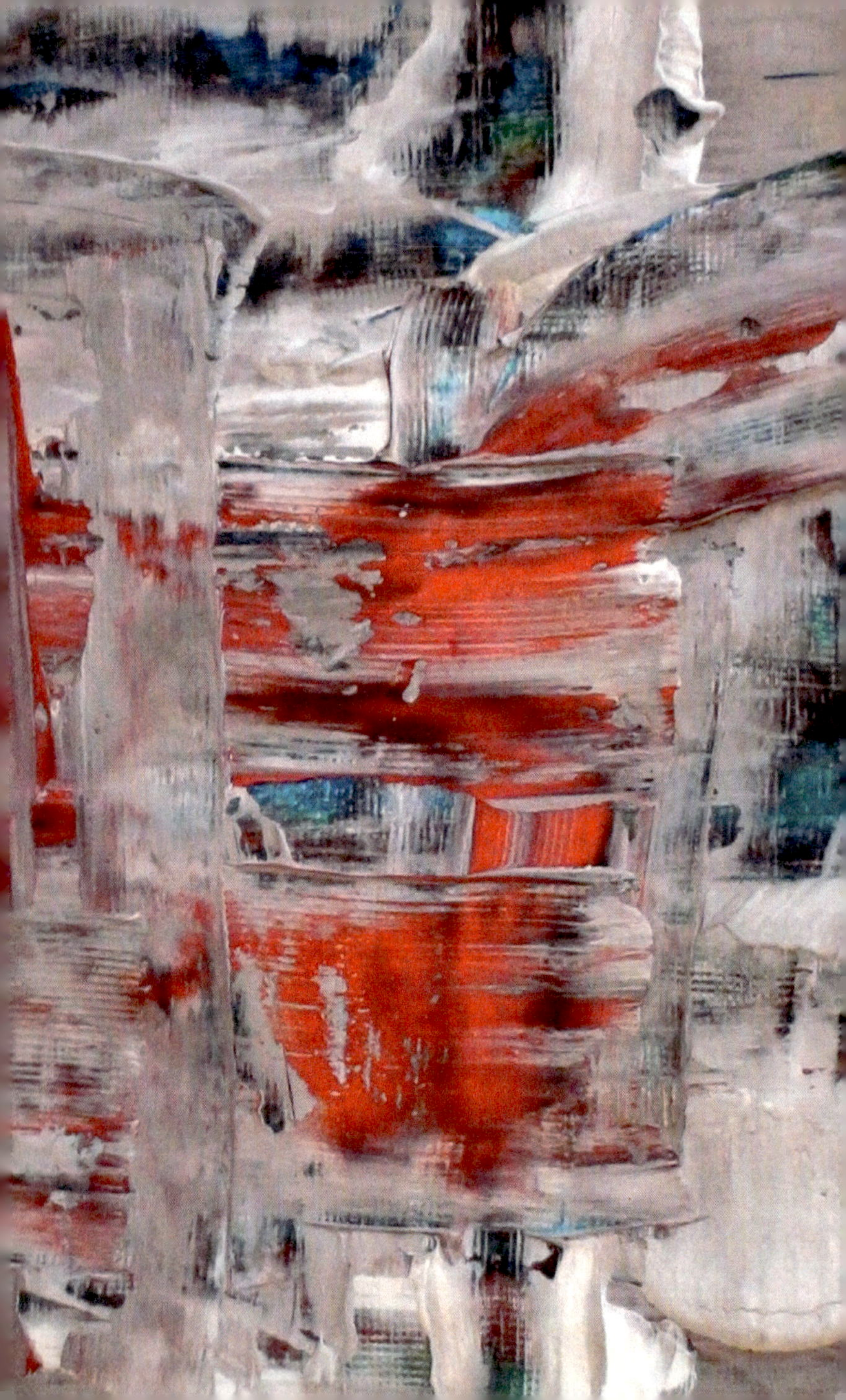

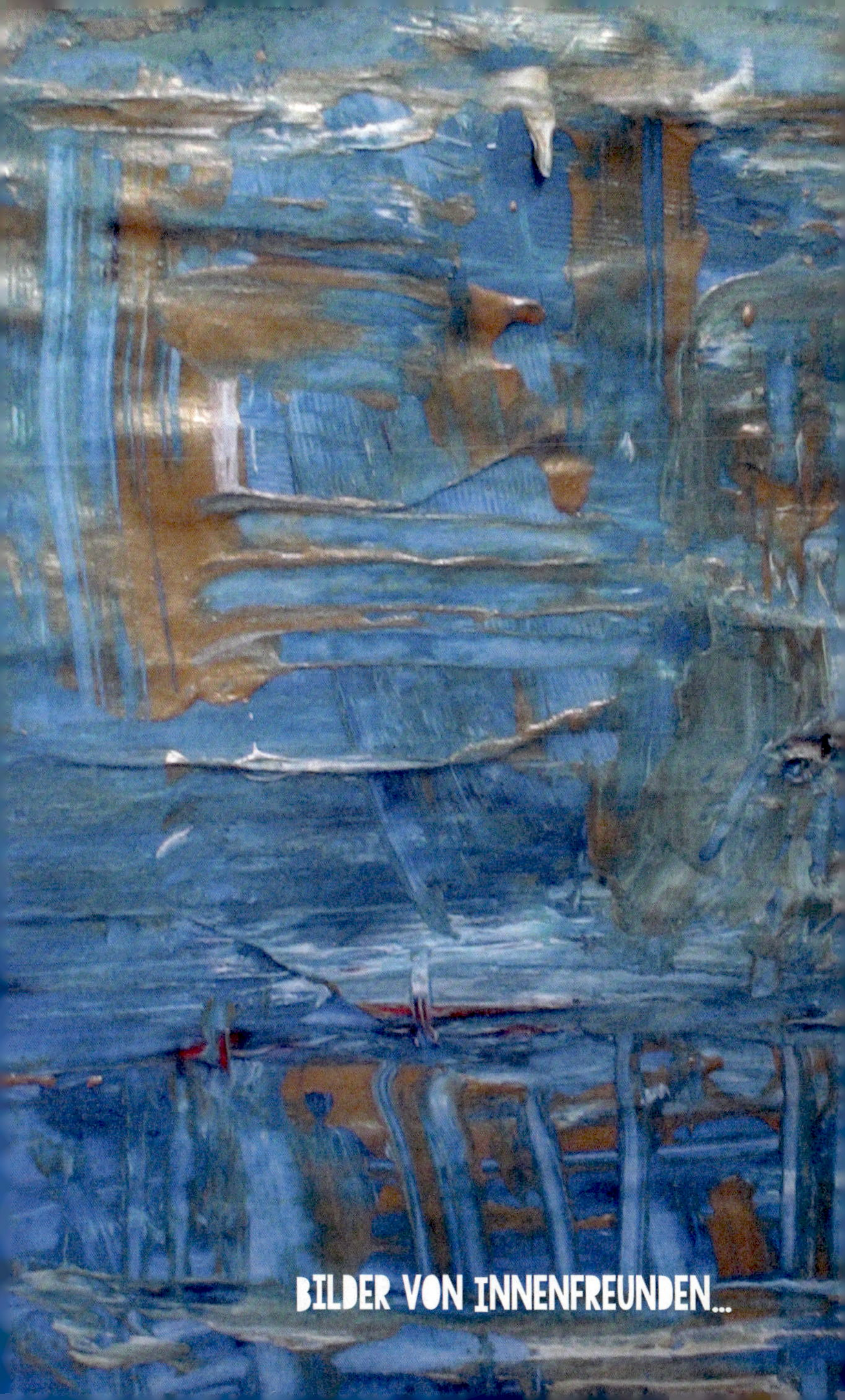
BILDER VON INNENFREUNDEN...

An die Leser

Lieber Leser, liebe Leserin,

bitte nehmen Sie mein Buch als das wahr, was es ist.
Nämlich die Wahrheit zu sagen, aufzudecken und Fehlentscheidungen zu erkennen. Menschen, die in ihrer Kindheit sexualisierte Gewalt erfahren mussten, sind das Ganze, wirklich, das **ganze Leben** *damit konfrontiert.*

Der Urinstinkt eines Kindes, den Eltern zu vertrauen, wird durch sexualisierte Gewalt gänzlich zerstört. Der Versuch trotzdem aus dem Leben das zu machen, was man sich wünscht, scheitert oft am mangelnden Vertrauen. Jedenfalls ist das so bei mir. Ich bin ein Mensch mit vielen Fehlern geworden, um einige weiß ich, um andere vielleicht nicht. Ich versuche noch immer dieses Leben zu leben. Am Ende bleibt es ein Versuch, vielleicht ist das so.

DOCH ICH HABE ES GEWAGT.

Mit Dank,

Marthe Wahl

Ohne den Mecklenburger Buchverlag wäre dieses Buch nicht entstanden. Durch meine Art zu schreiben, weil es für mich nicht anders geht, brauchte ich Hilfe, die ich durch den Verlag bekam.

Sie ertrugen meine Ungeduld und ordneten die Texte.

Mein besonderer Dank an Frau Lorenz für das Lektorat.

Ein großes Dankeschön an Frau Krüger, die mit ihrem gekonnten Auge sah, was gestalterisch möglich und nötig war.

Ich danke Herrn Just und dem gesamten Team, dass sie sich auf dieses problematische Thema einließen und damit auf mich.

Marthe Wahl

1. Auflage September 2014

Geschäftsführung: Torsten Just

www.mecklenburger-buchverlag.de

Layout & Satz: Mecklenburger Buchverlag GmbH, Jeanette Krüger
Covergestaltung: Jeanette Krüger
Fotografien & Illustrationen: © Marthe Wahl, Innenkinder, Jeanette Krüger, Tree on Sunset von Pavel Klimenko - Fotolia.com (S. 110)

Die Deutsche Nationalbibliothek verzeichnet diese Publikation in der Deutschen Nationalbibliografie; detaillierte bibliografische Daten sind im Internet über http://www.dnb.de abrufbar.

ISBN 978-3-944265-70-4